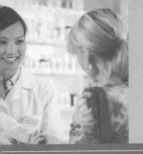

用药咨询标准化手册丛书

总主编　封国生　于鲁明

眼科、耳鼻咽喉头颈外科
用药咨询标准化手册

北京市医院管理局　组织编写

主　审　张晓乐

主　编　王家伟

副主编　赵环宇

编　委（按姓氏笔画

U0391859

　　　　马　燕　王兴龙　王家伟　计紫超

　　　　刘　爽　张　松　赵环宇　魏洪政

人民卫生出版社

图书在版编目（CIP）数据

眼科、耳鼻咽喉头颈外科用药咨询标准化手册/王家伟主编.
--北京：人民卫生出版社，2016
（用药咨询标准化手册丛书）
ISBN 978-7-117-22430-7

Ⅰ．①眼… Ⅱ．①王… Ⅲ．①眼病-用药法-咨询-手册
②耳鼻咽喉病-用药法-咨询-手册③头部-疾病-用药法-咨询-手
册④颈-疾病-用药法-咨询-手册 Ⅳ．①R770.5-62②R762.05-
62③R650.5-62

中国版本图书馆CIP数据核字（2016）第076910号

人卫社官网　www.pmph.com 人卫医学网　www.ipmph.com	出版物查询，在线购书 医学考试辅导，医学数 据库服务，医学教育资 源，大众健康资讯

用药咨询标准化手册丛书
眼科、耳鼻咽喉头颈外科用药咨询标准化手册

组织编写：北京市医院管理局
主　　编：王家伟
出版发行：人民卫生出版社（中继线 010-59780011）
地　　址：北京市朝阳区潘家园南里19号
邮　　编：100021
E - mail：pmph @ pmph.com
购书热线：010-59787592　010-59787584　010-65264830
印　　刷：三河市尚艺印装有限公司
经　　销：新华书店
开　　本：787×1092　1/32　印张：3.5
字　　数：53千字
版　　次：2016年6月第1版　2019年3月第1版第2次印刷
标准书号：ISBN 978-7-117-22430-7/R·22431
定　　价：10.00元

打击盗版举报电话：010-59787491　E-mail：WQ @ pmph.com
（凡属印装质量问题请与本社市场营销中心联系退换）

丛书编委会

主 任 委 员　封国生　于鲁明

副主任委员　边宝生　颜　冰　林　阳

编　　　委（按姓氏笔画排序）

王咏梅	王晓玲	王家伟	方振威	孔繁翠
石秀锦	冯　欣	刘丽宏	刘秀平	刘珊珊
闫素英	孙忠实	孙路路	纪立伟	杨　勇
沈　素	张君莉	张晓乐	张艳华	林晓兰
所　伟	周　洋	胡永芳	战寒秋	袁锁中
聂建明	郭桂明	郭振勇	曹俊岭	黑文明
鄢　丹	甄健存	蔡　郁	魏娟娟	

序一

药学服务是临床服务团队的重要组成部分,用药咨询又是药学服务常规的核心任务之一。随着医改的深入,药师的工作重点正从传统的"以药品保障为中心"向"以药学服务为中心"转变,时代给药师的用药咨询工作提出了更高的要求和更好的发展机遇。

用药咨询工作不是孤立的,需要完整的配套体系的建设。首先是政府的引导和学术机构的支持,才能集合行政和专业资源启动和持续发展。北京市医院管理局以管理创新的理念,在2014年率先在国内提出医院用药咨询中心建设工作方案,开启了用药咨询工作规范化管理的新阶段,将记入中国医院药学服务的史册。

用药咨询工作需要的技术支撑包括权威数据库,工具书,案头参考书,专家团队及稳定的工作平台等部分。本书内容选自北京市属22家医院临床用药咨询的实际案例,经过对咨询问题的梳理和定向文献检索及评估后,给出标准化的有根有据的答案。咨询问题涵盖各科临床用药,内容丰富,解答简明,形式新颖,方便实用,可作为药师咨询的标配案头参考书。此外读者不仅知道了用药咨询的答案,也学习到处理类似用药咨询的路径和方法。

医药科学进步和人类健康需求是永恒的,用药咨询要与之保持同步发展,希望本书能持续进步成为用药咨询的经典之作。

感谢北京市医院管理局和编写团队对我国药学服务的贡献。

李大魁

2016年1月

序二

　　随着我国医药卫生事业的发展,医院药师除了完成基本的药品供应保障任务外,在提升百姓药学服务质量、促进临床合理用药、保障患者用药安全等方面也发挥了越来越重要的作用。用药咨询工作集中体现了药师的专业服务能力。在2014年,北京市医院管理局提出了市属医院用药咨询中心建设工作方案,明确了中心的工作目标、工作安排、保障措施、实施步骤等。2014年3月,市属医院用药咨询中心建设现场会在北京安贞医院召开,第一批用药咨询中心正式挂牌。之后,全市所有市属医院均建立了用药咨询中心,并通过了市医管局组织的验收,至今已顺利运行2年。

　　各家市属医院高水平的用药咨询服务,使得临床用药更加合理、患者药品使用更加规范,降低了因药物使用不当造成的安全隐患,节约了患者药品花费,成为医院药学服务的新亮点。在获得社会普遍称赞的同时,咨询药师在一线工作过程也积累了大量咨询服务经验及常用药品的典型咨询问题。为了能够更好地汇总各家医院经验,形成一整套可以推广的咨询服务标准体系,北京市医院管理局委托首都医科大学附属北京安贞医院组织所有市属医院,针对各自优势学科开展咨询服务标准化的研究,最终形成了本套手册丛书。

本丛书编写人员在编写过程中,归纳了临床用药咨询中常用药品及典型咨询问题,编写人员运用科学方法开展文献调研,并结合自身工作经验总结了标准解答,再加上资深临床医学与药学专家充分审阅与把关,力争能够形成一套可以指导一线咨询药师从事用药咨询工作的操作手册,从而提升药学服务能力。

全套丛书按照常见系统疾病分成若干分册,每册以典型咨询问题为主线,涵盖了该病种常用的药品使用中易出现的问题,总结了所列问题的标准解答和参考资料,旨在指导一线工作的咨询药师、临床药师及调剂药师,使其能够具备基本的解答能力与技巧。

由于编者水平有限及时间仓促,难免有所遗漏甚至错误,望各位读者朋友能够多多反馈指正,并提出宝贵意见。

丛书编委会
2016年1月

前言

　　随着我国经济的发展,公众对于自身健康愈加关注。眼科、耳鼻咽喉头颈外科的疾病,虽然较少危及生命,但其发生与进展往往会严重影响人们正常的工作与生活。患者在药物使用过程中,难免存在困惑。为了能够更好地服务患者,提供专业、标准的用药咨询服务指导,满足咨询药师的实际需要,促使我们编写此书。

　　本书为《用药咨询标准化手册丛书》分册之一,按照丛书编写的总体思路与要求,我们归纳整理了近年来北京市医院管理局下属各家医院用药咨询服务中遇到的眼科、耳鼻咽喉头颈外科的用药问题,结合最新的临床指南、诊疗规范及论著等,力求能够解决某一方面的知识要点。按照药物治疗、用药方法、用药疗程、药物不良反应、特殊人群用药、用药禁忌、药物保存等问题进行分类。最后,逐一对每一问题进行标准化的解答并编辑成册。

　　本分册编者均来自首都医科大学附属北京同仁医院,在眼科、耳鼻咽喉头颈外科用药咨询与指导方面积累了较为丰富的经验。在编写过程中,紧密围绕用药咨询常见问题,以案例的形式体现涉及的知识类型、知识链接、问题解答及资料来源,希望能够在一定程度上规范眼科、耳鼻咽喉头颈外科用药咨询常见问题的解答,为从事用药咨询工作的药师、医师,以及对相关知识有需求的非专业人士提供帮助,最终能够有助于提升整体咨询水平及服务标准,更好地服务于广大患者。

由于编者的水平有限,在编写中难免存在一些疏漏之处,希望广大读者批评指正,以便再版时修订完善。

编 者
2016年3月

目录

一、药物治疗问题

咨询问题1 李女士,长期眼部干涩,一直使用人工泪液,这次医生改开了另一种羟丙甲基纤维素滴眼液,问这个药和人工泪滴眼液一样吗,是治疗什么的?

知识类型 药物治疗+药理作用

知识链接 羟丙甲基纤维素是纤维素的部分甲基和部分聚羟丙基醚,可溶于冷水中形成具有一定黏性的溶液,其性质与泪液中的黏弹性物质(主要是黏蛋白)接近,因此可以作为人工泪液来替代使用。其作用机制为:通过聚合物的吸附作用附着于眼球表面,而模拟结膜黏蛋白的作用,从而改善眼部黏蛋白减少的状态,并增加泪液减少状态下的眼球滞留时间。这种吸附作用不依赖于溶液的黏度,因此确保很低黏度的溶液也能有一种很持久的润湿作用。

另外,通过明显降低清洁的角膜表面接触角而增加角膜的润湿作用,还能增加角膜前泪膜的稳定性。

问题解答 羟丙甲基纤维素滴眼液适用于各种原因所致的眼部干涩和疲劳,可作为人工泪液来替代使用,滋润泪液分泌不足的眼睛,清除眼部不适,主要作用为提高眼表湿度和润滑,改善干眼症状,治疗干眼症。

------------------------------ 资料来源 ------------------------------

[1] 唐仕波,唐细兰. 眼科药物治疗学[M]. 北京:人民卫生出版社,2010:114-115.

咨询问题2 张女士,患干眼症,在药房取药后,发现右旋糖酐羟丙甲基纤维素滴眼液说明书中含氢氧化钠、盐酸、氯化钾、氯化钠,担心里面含有强酸,强碱等,会不会对眼睛有刺激?

知识类型 药用辅料

知识链接 正常人眼可耐受的pH是4~9,pH过高或过低都会对眼睛产生刺激,人眼最适pH为7.4。因此,理论上说,配制这种pH的眼用制剂是最为理想的。但同时也要考虑药物本身的性质,如稳定性和溶解度等。另外,pH对主药的药效也有影响。因此,要兼顾到最大的疗效,最小的刺激,以及药物稳定性等多方面的情况。常用pH调节剂有氢氧化钠、盐酸、硼酸缓冲液,磷酸缓冲液等。

眼球对渗透压有一定的耐受范围,一般相当于0.6%~1.5%的氯化钠溶液,低渗滴眼液能使外眼组织细胞胀大,产生刺激感;高渗滴眼液可使外眼组织失去水分,使组织干燥产生不适感。有时会因治疗需要用高渗溶液,例如,高渗氯化钠滴眼液消除角膜水肿等。常用的渗透压调节剂有氯化钠、氯化钾、葡萄糖、山梨醇等。

此外,根据药品的不同性质与其他要求,还会在眼用制剂中添加抗氧剂、增溶剂和助溶剂、增黏剂、防腐剂等。

问题解答 结合上述背景知识:右旋糖酐羟丙甲基纤维素滴眼液说明书中所含的氢氧化钠、盐酸、氯化钾、氯化钠是药物的辅料,用来调节滴眼液的pH和渗透压,以便药物更好地进入眼部发挥治疗作用。正常情况下,不会对眼睛造成刺激。

-------------------- 资料来源 --------------------

[1] 凌沛学. 眼科药物与制剂学[M]. 北京:中国轻工业出版社,2010:109-123.

[2] 凌沛学. 眼科药物的临床应用与研究[M]. 北京:中国医药科技出版社,2002:361.

咨询问题3 王小姐是干眼症患者,就诊前听说干眼症一般会用一些玻璃酸钠滴眼液之类的滴眼液,为什么医生还开了普拉洛芬滴眼液?

知识类型 药物治疗

知识链接 干眼症,又称角结膜干燥症,是指任何原因引起的泪液质或量的异常,或动力学异常导致的泪膜稳定性下降,并伴有眼部不适和(或)眼表组织病变特征的多种疾病的总称。干眼病因繁多,病理过程复杂,眼表面的病理性改变、基于免疫的炎症反应、细胞凋亡、性激素水平的降低以及外界环境的影响是干眼发生发展的主要因素。干眼的分类标准目前尚不统一。通常分为泪液分泌不足型干眼和蒸发过强型干眼。

分泌不足型干眼的治疗原则为祛除诱因,局部抗炎,补充泪液。临床上根据干眼程度不同选择不同方法:对于轻度干眼可采取补充人工泪液的方法治疗;中度干眼患者除了补充人工泪液,应用角结膜营养药物外,部分患者须加用局部抗炎药物;重度干眼除须频繁补充人工泪液,应用角膜营养液和强力抗炎药外,必要时可选择湿房镜等治疗手段。

蒸发过强型干眼的治疗原则为积极治疗原发病和补充人工泪液。治疗包括眼睑局部清洁、局部应用抗菌抗炎药物等,必要时可联合全身用药。避免戴接触镜、缩短使用视屏终端时间、改善居住环境等措施,可促进蒸发过强型干眼症状的改善和好转。

问题解答 结合上述背景知识,诊断为干眼的患者,用普拉洛芬滴眼液的目的在于局部抗炎治疗。对于有糖皮质激素并发症的高危干眼患者,更应优先使用。

------------------------------ 资料来源 ------------------------------

[1] 赵堪兴,杨培增. 眼科学[M]. 第8版. 北京:人民卫生出版社,2013:92-94.

[2] 中华医学会眼科学分会角膜病学组. 干眼临床诊疗专家共识(2013年)[J]. 中华眼科杂志,2013,49(1):73-75.

咨询问题4 赵先生,诊断为青光眼,需要做手术治疗,医生在手术前开了氟尿嘧啶注射液,处方中用法为结膜下注射,赵先生问,用这个药的目的是什么?

知识类型 药物治疗

知识链接 青光眼滤过性手术是建立新的房水引流途径进而降低眼压,手术后,房水主要经结膜排出眼外。成纤维细胞由滤过切口缘的结膜下组织和表层巩膜组织衍生而来,它的增殖和移行在青光眼滤过手术的伤口愈合过程中起主要作用。手术后由于血-房水屏障的破坏以及手术区的炎症反应,成纤维细胞大量增殖,导致结膜下组织纤维化和滤过泡瘢痕形成。这是滤过手术失败最常见和最主要的原因。目前已经得到公认且广泛应用于临床的防止瘢痕形成的药物主要是丝裂霉素C和氟尿嘧啶(5-FU)。

5-FU属于抗代谢类抗癌药物,需经过酶转化为5-氟脱氧尿嘧啶核苷酸而具有抗肿瘤活性。5-FU通过抑制胸腺嘧啶核苷酸合成酶而抑制DNA的合成。此酶的作用可能把甲酰四氢叶酸的一碳单位转移给脱氧尿嘧啶核苷一磷酸,合成胸腺嘧啶核苷一酸。5-FU对RNA的合成也有一定的抑制作用。体外细胞培养证实,5-FU对成纤维细胞有明显的抑制作用。

5-FU主要抑制胸苷酸合成,对细胞的DNA合成影响大,它特异性地作用于细胞增殖周期的S期,接触期只有合成DNA的细胞受抑制,而不合成DNA的细胞不受影响。青光眼滤过手术后,由于伤口愈合过程在2周内完成,所以通常在术后2周内连续多次结膜下注射5-FU,以防止瘢痕的形成。

结膜下注射5-FU使用方法:手术后第一周内,每天结膜下注射2次,每次5mg;术后第二周,每日1次,每次5mg,总量105mg。或者手术后第一周内,每天结膜下注射一次,每次5mg,术后第2周,隔日注射一次,每次5mg,总量50mg。应用5-FU后,最常见的并发症是角膜上皮缺损和结膜伤口渗漏。其他比较少见的副作用有角膜上皮缺损,角膜基质浑浊,丝状角膜炎,细菌性或无菌性角膜溃疡,感染性结晶样角膜病变,滤过泡变薄或破裂,迟发性、滤过泡相关性眼内炎及持续性低眼压等。

问题解答 目前已经得到公认且广泛应用于临床的防止瘢痕形成的药物主要是丝裂霉素C和氟尿嘧啶(5-FU)。眼科用氟尿嘧啶注射液结膜下注射,主要用于青光眼术后防止伤口瘢痕的形成。

-------------------- 资料来源 --------------------

[1] 唐仕波,唐细兰. 眼科药物治疗学[M].北京:人民卫生出版社,2010:292.

[2] 张舒心,唐炘,刘磊. 青光眼治疗学[M].第2版. 北京:人民卫生出版社,1998:218-220.

咨询问题5 杨先生,因干眼症需要长期使用滴眼液,前两天听邻居说,眼药水中都含有防腐剂,不能长期使用,想问问有没有不含防腐剂的滴眼液?

知识类型 药用辅料

知识链接 防腐剂指能抑制微生物生长、繁殖的添加剂。眼科常用的滴眼剂多为多剂量包装,在使用和保存过程中,可能被泪液及空气中的微生物污染,严重影响治疗效果,甚至引发新的疾病。因此滴眼液加入适量的防腐剂,使在其使用过程中能保持卫生要求。

医用防腐剂种类繁多,适于滴眼剂应用者,须具备下述条件:

（1）抑菌谱广,作用迅速,能广泛地抑制及杀死细菌及霉菌,特别是能迅速杀灭对眼组织损害严重的铜绿假单胞菌。

（2）在常用浓度范围内,应对眼组织无毒、无刺激性,基本上不损伤角膜上皮,不引起过敏反应。

（3）性质稳定,不与制剂中其他成分发生反应,对容器无反应。

长期应用含防腐剂的滴眼液,发生眼异物感、灼热刺激感、干燥感、流泪、眼痒等眼表症状和结膜充血、眼睑炎、睑板腺炎等眼表征的比例,较无防腐剂滴眼液明显增加。

低频次、短期使用含防腐剂的滴眼液一般不会对眼表产生不良反应,长期、高频次、滥用药物才是产生不良反应的重要因素,因此合理用药是预防不良反应发生的必要措施。干眼症患者因不能稀释滴眼液中的防腐剂,因而与眼表接触的防腐剂浓度更高,时间更长,更易出现眼表损害;同时干眼症患者本身泪膜不稳定、眼表上皮细胞异常并处于炎症状态,如果再长期使用含防腐剂的滴眼液,势必加重眼表损害,因此适宜选用不含防腐剂或者防腐剂毒性较小的滴眼液。

目前治疗干眼症的滴眼液中不含防腐剂的主要有两种,一种是单剂量包装滴眼液,另一种是具有特殊存储容器的滴眼液。单剂量包装滴眼液是一种打开包装一次应用后即抛弃的眼用剂型,不存在污染风险,不加防腐剂,适用于需长期用药,有潜在眼表功能障碍(如干眼症)的患者,但存在生产成本高、不易携带、包装材料浪费等缺点。具有特殊存储容器的滴眼液,本身为多剂量且主药本身不具备抗菌活性,仍可以通过特殊存储容器来控制微生物污染,以达到不加防腐剂的目的。如目前已获批准用于临床治疗干眼症的玻璃酸钠滴眼液(海露)。

问题解答 常见治疗干眼症的滴眼液中,不含防腐剂的有:

(1)单剂量包装滴眼液: 0.5%羧甲基纤维素钠滴眼液(亮视)、1%羧甲基纤维素钠滴眼液(潇莱威),双氯芬酸钠滴眼液(迪非)。

(2)具有特殊存储容器的滴眼液: 玻璃酸钠滴眼液(海露)。

-------------------------------- 资料来源 --------------------------------

[1] 凌沛学. 眼科药物与制剂学[M]. 北京：中国轻工业出版社,2010：124-128.

[2] 陈祖基. 滴眼液中防腐剂的利弊及其使用对策[J]. 中华实验眼科杂志,2013,31（11）：1003-1005.

咨询问题6 宋先生以前用过玻璃酸钠注射液治疗骨关节炎,这次来看眼睛,医生说宋先生是干眼症,开了玻璃酸钠滴眼液。宋先生想了解玻璃酸钠滴眼液的作用。

知识类型 药理作用

知识链接 玻璃酸钠（sodium hyaluronate,SH）是由N-乙酰氨基葡萄糖和葡萄糖醛酸的双糖重复单元组成的直链高分子黏多糖,是动物以及人体内广泛存在的生理活性物质。玻璃酸钠分子能存留大量水分子而具有较好的保水作用。玻璃酸钠溶液具有非牛顿流体的特性及良好的生物相容性,黏度随切变力的增大而明显减小,克服了眼睑不易眨动的缺点。玻璃酸钠应用于滴眼液中,作为其他药物的媒介,可起到很好的增黏作用,提高生物利用度。玻璃酸钠滴眼液主要用于眼疲劳、眼干燥症、眼干燥综合征、斯-约综合征等内因性疾病和手术

后、药物性、外伤、光线对眼造成的刺激及戴角膜接触镜等引起的外因性疾病,这主要决定于玻璃酸钠滴眼液的如下作用:

(1)玻璃酸钠的保水和润滑能力:玻璃酸钠分子中含有大量的羧基和羟基,能与水形成氢键而结合大量的水分,同时玻璃酸钠还具有较高的黏度和膜亲和力,能在角膜表面滞留较长时间,润滑眼表。

(2)泪膜稳定作用:玻璃酸钠是泪液中的天然成分,由角膜上皮细胞在眼表合成,其分子结构和性质与泪液中的黏性糖蛋白具有相似之处,易于与泪液发生作用,增加泪膜的稳定性。

(3)角膜保护作用:玻璃酸钠可以促进角膜上皮伸展的创伤愈合。玻璃酸钠广泛存在于动物组织间质中,具有上皮下基底膜样作用,使上皮细胞得以顺利移行,促进伤口的愈合。

问题解答 玻璃酸钠滴眼液具有保水、润滑、泪膜稳定、角膜保护作用,故可用于眼干燥及角膜损伤。

-------------------------------- 资料来源 --------------------------------

[1] 唐仕波,唐细兰. 眼科药物治疗学[M].
北京:人民卫生出版社,2010:115-116.

[2] 凌沛学,员象敏,张天民. 玻璃酸钠在

眼用溶液中的作用[J]. 中南药学,2004,8(2):
229-231.

[3] 王玉玲,韩保萍,税庆华,等. 玻璃酸钠
在治疗眼干燥症中的应用[J]. 中国生化药物杂
志,2008,29(4):290-292.

咨询问题7 小孙,19岁,因慢性化脓性中
耳炎就诊,医生开了泰利必妥滴眼液,却让滴耳
用,小孙有些疑虑,这样可以么,该怎么使用?

知识类型 **药物治疗**

知识链接 慢性化脓性中耳炎是耳科常
见疾病之一,是中耳黏膜、骨膜或深达骨质的
化脓性炎症,重者炎症深达乳突骨质。临床上
以耳内长期或间歇流脓、鼓膜穿孔及听力下降
为特点。治疗原则为祛除病因,控制感染,通畅
引流以及恢复听功能。

当鼓室黏膜充血、水肿,分泌物较多:需要
用抗生素溶液或抗生素与糖皮质激素类药物
混合滴耳,如0.3%氧氟沙星滴耳液、复方利福
平滴耳液等。对黏膜炎症逐渐消退,脓液减少,
中耳潮湿者,可用乙醇或甘油制剂,如3%硼酸
乙醇、3%硼酸甘油等。

滴眼液要求必须为无菌制剂,而耳科制剂
用于手术、耳部伤口或耳膜穿孔的滴耳液要求无
菌。因此总体上说,滴眼液的制剂要求要比滴耳

液高。因此在滴耳液药品缺乏且在相同药物浓度下,可以用滴眼液代替滴耳液滴入耳科病变部位。但不能用滴耳液代替滴眼液滴入眼睛。

问题解答 结合上述背景资料,告知患者,滴眼液的制剂要求要比滴耳液高。因此在滴耳液药品缺乏且在相同药物浓度下,可以用滴眼液代替滴耳液滴入耳科病变部位。但不能用滴耳液代替滴眼液滴入眼睛。滴入方法为:患者取坐位或卧位,病耳朝上,将耳郭向后上方轻轻牵拉,向外耳道内滴入药液3~5滴。然后以手指轻轻按捺耳屏数次,促使药液经鼓膜穿孔处流入中耳。5~10分钟后方可变换体位。使药液温度尽量与体温接近,以免引起眩晕。

-------------------------------- 资料来源 --------------------------------

[1] Porter, R. S. 默克诊疗手册[M]. 第19版. 王卫平译. 北京:人民卫生出版社,2014:619-620.

[2] 黄选兆,汪吉宝,孔维佳. 实用耳鼻咽喉头颈外科学[M]. 第2版. 北京:人民卫生出版社,2007:860-862.

[3] 国家药典委员会. 中华人民共和国药典[S]. 四部. 北京:中国医药科技出版社,2015:8-9,24-25.

咨询问题8 张先生,患慢性鼻炎、过敏性鼻炎10年,10年间间断服用盐酸西替利嗪片,因服药时间长,张先生担心药物会对身体产生不良影响,询问盐酸西替利嗪片有什么不良反应,服药期间应该注意什么?

知识类型 药物治疗+注意事项

知识链接

1. 药物治疗由于服用简便,效果明确,是治疗过敏性鼻炎的首选措施。

（1）抗组胺药:对治疗鼻痒、喷嚏和鼻分泌物增多有效,但对缓解鼻塞作用较弱。H_1抗组胺药是轻度间歇性鼻炎和持续性鼻炎的首选药。

（2）糖皮质激素:临床上多用鼻内糖皮质激素制剂。

（3）减充血剂:多采用鼻内局部应用治疗鼻塞。

（4）抗胆碱药:用于治疗鼻溢严重者。

（5）肥大细胞稳定剂。

2. 盐酸西替利嗪片不良反应

（1）中枢抑制作用:表现为镇静、嗜睡、疲倦、乏力、眩晕等。

（2）胃肠道反应:恶心、呕吐、腹泻、腹痛、食欲减退等。

（3）中枢兴奋性:少数患者特别是儿童,用药后出现精神兴奋、失眠、肌颤等。

（4）心悸、心律失常，但较少见。

（5）少数患者可对本品过敏，类似药物间可能存在交叉过敏。

（6）其他常见不良反应：口干、呼吸道分泌物黏稠、视物模糊、排尿困难或尿潴留、便秘、胃反流增加等。注意事项：服药期间不得驾驶机、车、船，从事高空作业、机械作业及操作精密仪器。本品与酒精及其他中枢神经抑制药合用，可增加抗组胺药的中枢神经抑制作用。

问题解答 盐酸西替利嗪片不良反应：嗜睡、疲倦、乏力、眩晕；恶心、呕吐、腹泻、腹痛、食欲减退；心悸、心律失常，但较少见；其他常见不良反应：口干、呼吸道分泌物黏稠、视物模糊、排尿困难或尿潴留、便秘、胃反流增加等。注意事项：服药期间不得驾驶机、车、船，从事高空作业、机械作业及操作精密仪器。本品与酒精及其他中枢神经抑制药合用，可增加抗组胺药的中枢神经抑制作用。

------------------------------ 资料来源 ------------------------------

[1] 孔维佳. 耳鼻咽喉头颈外科学[M]. 第2版. 北京：人民卫生出版社，2010：293.

[2] 陈新谦，金有豫，汤光. 新编药物学[M]. 第17版. 北京：人民卫生出版社，2011：679.

咨询问题9 王女士,患过敏性鼻炎,医生开具处方盐酸非索非那定片一次120mg（2片）,一日一次。王女士之前得过荨麻疹,也吃过这个药,咨询药师,两种病能都用这个药么?

知识类型 疾病知识+药物治疗

知识链接 荨麻疹是由于皮肤、黏膜小血管扩张及渗透性增加出现的一种局限性水肿反应。临床上特征性表现为大小不等的风团伴瘙痒,可伴有血管性水肿,慢性荨麻疹是指风团每周至少发作2次,持续≥6周者。少数慢性荨麻疹患者也可表现为间歇性发作。控制症状:药物选择应遵循安全、有效和规则使用的原则,以提高患者的生活质量为目的。推荐根据患者病情和对治疗反应制订并调整治疗方案。

（1）一线治疗:首选第二代非镇静或低镇静抗组胺药,治疗有效后逐渐减少剂量,以达到有效控制风团发作为标准。为提高患者的生活质量,慢性荨麻疹疗程一般不少于1个月,必要时可延长至3~6个月,或更长时间。第一代抗组胺药治疗荨麻疹的疗效确切,但因中枢镇静、抗胆碱能作用等不良反应限制其临床应用。在注意事项、禁忌证、不良反应及药物间相互作用等前提下,可酌情选择。常用的第一代抗组胺药包括氯苯那敏、苯海拉明、多塞平、异丙嗪、酮替芬等,第二代抗组胺药包括西替利嗪、左西替利嗪、氯雷他定、地氯雷他定、非索非那定、阿伐斯汀、依巴斯汀、依匹斯汀、咪唑斯汀、奥洛他定等。

（2）二线治疗:常规剂量使用1~2周后不能有效控制症状,考虑到不同个体或荨麻疹类型对治疗反应的差异,可选择:①更换品种或获得患者知情同意情况下增加2~4倍剂量;②联合第一代抗组胺药,可以睡前服用,以降低不良反应;③联合第二代抗组胺药,提倡同类结构的药物联合使用如氯雷他定与地氯雷他定联合,以提高抗炎作用;④联合抗白三烯药物,特别是对非甾体抗炎药诱导的荨麻疹。

药物治疗由于服用简便、效果明确,是治疗过敏性鼻炎的首选措施:①抗组胺药:对治疗鼻痒、喷嚏和鼻分泌物增多有效,但对缓解鼻塞作用较弱。H_1抗组胺药是轻度间歇性鼻炎和持续性鼻炎的首选药;②糖皮质激素:临床上多用鼻内糖皮质激素制剂;③减充血剂:多采用鼻内局部应用治疗鼻塞;④抗胆碱药:用于治疗鼻溢严重者;⑤肥大细胞稳定剂。

问题解答 荨麻疹是由于皮肤、黏膜小血管扩张及渗透性增加出现的一种局限性水肿反应。一线治疗:首选第二代非镇静或低镇静抗组胺药,治疗有效后逐渐减少剂量,以达

17

到有效控制风团发作为标准。第二代抗组胺药包括非索非那定。药物治疗由于服用简便、效果明确,是治疗过敏性鼻炎的首选措施,其中也包括应用抗组胺药。所以治疗荨麻疹和过敏性鼻炎都可以使用非索非那定。

-------- 资料来源 --------

[1] 中华医学会皮肤性病学分会免疫学组. 中国荨麻疹诊疗指南[J]. 中华皮肤科杂志,2014,47(7):514-516.

[2] 孔维佳. 耳鼻咽喉头颈外科学[M]. 第2版. 北京:人民卫生出版社,2010:293.

咨询问题10 患儿5岁,急性化脓性中耳炎,医生开的药中除了有滴耳剂还有鼻喷雾剂,家长不解为什么治疗耳朵的病还需要用喷鼻剂?

知识类型 药物治疗

知识链接 急性化脓性中耳炎是细菌感染引起的中耳黏膜的急性化脓性炎症。本病多见于儿童。临床上以耳痛、耳内流脓、鼓膜充血、穿孔为特点。若治疗及时、适当,分泌物引流通畅,炎症消退后鼓膜穿孔多可自行愈合,听力大多能恢复正常。治疗不当或病情严重者,可遗留鼓膜穿孔、中耳粘连症、鼓室硬化或转变为慢性化脓性中耳炎,甚至引起各种并发症。一般治疗:①及早应用足量抗菌药物控制感染,务求彻底治愈;②应用减充血剂喷鼻,如盐酸羟甲唑啉,1%麻黄碱等,减轻鼻咽黏膜肿胀,恢复咽鼓管功能;③注意休息,清淡饮食,对于全身症状重者予支持治疗。小儿呕吐、腹泻时,应注意补液,并注意纠正电解质紊乱。

问题解答 急性化脓性中耳炎是细菌感染引起的中耳黏膜的急性化脓性炎症。本病多见于儿童。临床上以耳痛、耳内流脓、鼓膜充血、穿孔为特点。若治疗及时、适当,分泌物引流通畅,炎症消退后鼓膜穿孔多可自行愈合,听力大多能恢复正常。治疗不当或病情严重者,可遗留鼓膜穿孔、中耳粘连症、鼓室硬化或转变为慢性化脓性中耳炎,甚至引起各种并发症。应用减充血剂喷鼻,如盐酸羟甲唑啉,1%麻黄碱等,减轻鼻咽黏膜肿胀,恢复咽鼓管功能,有利于疾病的治疗。

------ 资料来源 ------

[1] 孔维佳. 耳鼻咽喉头颈外科学[M]. 第2版. 北京:人民卫生出版社,2010:120-121.

咨询问题11 张先生,患过敏性鼻炎,医生给开了盐酸氮䓬斯汀鼻喷剂,再次就诊医生又给开了布地奈德鼻喷雾剂,张先生询问以上两种药物是不是同类的,他在使用时是用其中一个就可以,还是应该两种药同时使用?

【知识类型】 联合用药+药理作用

【知识链接】 药物治疗由于服用简便,效果明确,是治疗过敏性鼻炎的首选措施:①抗组胺药:对治疗鼻痒、喷嚏和鼻分泌物增多有效,但对缓解鼻塞作用较弱。H_1抗组胺药是轻度间歇性鼻炎和持续性鼻炎的首选药;②糖皮质激素:临床上多用鼻内糖皮质激素制剂;③减充血剂:多采用鼻内局部应用治疗鼻塞;④抗胆碱药:用于治疗鼻溢严重者;⑤肥大细胞稳定剂。盐酸氮䓬斯汀为一种新结构的2,3-二氮杂萘酮的衍生物,为潜在的长效抗过敏化合物,具有H_1受体拮抗剂特点。布地奈德是一具有高效局部抗炎作用的糖皮质激素。它能增强内皮细胞、平滑肌细胞和溶酶体膜的稳定性,抑制免疫反应和降低抗体合成,从而使组胺等过敏活性介质的释放减少和活性降低,并能减轻抗原抗体结合时激发的酶促过程,抑制支气管收缩物质的合成和释放而减轻平滑肌的收缩反应。

【问题解答】 盐酸氮䓬斯汀为潜在的长效抗过敏化合物,具有H_1受体拮抗剂特点。布地奈德是一具有高效局部抗炎作用的糖皮质激素。它能增强内皮细胞、平滑肌细胞和溶酶体膜的稳定性,抑制免疫反应和降低抗体合成,从而使组胺等过敏活性介质的释放减少和活性降低,并能减轻抗原抗体结合时激发的酶促过程,抑制支气管收缩物质的合成和释放而减轻平滑肌的收缩反应。氮䓬斯汀和布地奈德两种鼻喷剂可以联合使用。

-------------------------------- 资料来源 --------------------------------

[1] 孔维佳. 耳鼻咽喉头颈外科学[M]. 第2版. 北京:人民卫生出版社,2010:293.

[2] 盐酸氮䓬斯汀鼻喷剂药品说明书. 生产企业:美达医药股份有限公司,商品名:爱赛平,修改日期:2010年7月29日.

咨询问题12 吴女士注意到有的医生给她开了盐酸羟甲唑啉喷雾剂治疗鼻炎,而有的医生给她开了布地奈德鼻喷雾剂,她想知道这两种喷雾剂到底有什么区别,是否都可以长期使用?

知识类型 药物治疗+用药疗程

知识链接 羟甲唑啉通过作用于 α 肾上腺素能受体而引起血管收缩,缓解鼻黏膜充血、肿胀,能有效缓解鼻塞症状,对收缩鼻腔黏膜具有高度的选择性,还具有一定的抗组胺作用,又不易通过血-脑脊液屏障,是较理想的鼻腔药物制剂。但如果使用频率过高(间隔不足3小时)易致反跳性鼻充血,疗程过长,可使鼻黏膜损伤导致药物性鼻炎,因此,严格按推荐用量使用,连续使用不得超过7天。对于以长期鼻塞为主要症状的患者,鼻用减充血剂并非适宜选择。

布地奈德是具有高效局部抗炎作用的糖皮质激素。它可以减少参与免疫的淋巴细胞数量,干预和阻断淋巴细胞识别功能,促进细胞内抗炎蛋白的生成,增强内皮细胞、平滑肌细胞和溶酶体膜的稳定性,从而使组胺等过敏活性介质的释放减少和活性降低,广泛用于治疗季节性及常年性过敏性鼻炎、常年性非过敏性鼻炎、预防鼻息肉切除后鼻息肉的再生和对症治疗鼻息肉。推荐剂量为1日256μg,此剂量可于早晨一次喷入或早、晚分两次喷入。在获得预期的临床效果后,减少用量至控制症状所需的最小剂量,以此作为长期维持剂量。对18岁起的成人,治疗过敏性鼻炎,32μg/喷,此剂量喷的剂量无需处方,最多可使用3个月。

问题解答 盐酸羟甲唑啉鼻喷雾剂为鼻腔减充血剂,使用时间过长易导致药物性鼻炎,不宜长期使用。布地奈德鼻喷雾剂可按维持剂量长期控制症状,但过敏性鼻炎患者最多可使用3个月。

-------------- 资料来源 --------------

[1] 盐酸羟甲唑啉鼻喷雾剂药品说明书. 生产企业: 深圳大佛药业有限公司, 商品名: 达芬霖, 修改日期: 2007年5月9日.

[2] 布地奈德鼻喷雾剂药品说明书. 生产企业: Astra Zeneca AB, 商品名: 雷诺考特, 修改日期: 2011年11月5日.

[3] 黄庆琳, 陈剑波. 盐酸羟甲唑啉鼻喷雾剂治疗慢性鼻炎60例[J]. 医药导报, 2007, 26 (10): 1162-1163.

[4] 刘萱, 马丽华, 卢满存. 雷诺考特(布地奈德)鼻喷雾剂治疗变应性鼻炎的疗效及安全性观察[J]. 山东医药, 2007, 47(30): 83-85.

二、用药方法问题

咨询问题13 小齐在母亲的陪同下到医院来看眼睛,医生给他开了三种滴眼液,但他不知该如何使用,也不知道有没有先后顺序,更不知三种滴眼液使用起来应该间隔多久,故来询。

知识类型 用药方法

知识链接 滴眼剂在眼科临床上用于诊断、预防、治疗眼部疾病,正确、合理地使用有助于眼部疾患的早日康复。患者在使用滴眼剂时,由于对滴眼剂的使用顺序不太清楚,常导致效果不佳及不良反应。

问题解答

1. 如果需要使用不止一种的滴眼剂,两药之间至少间隔5分钟。双眼点药时,要先滴健眼再滴患眼。若同时应用眼液和眼膏,间隔时间应为10~20分钟,先用眼液后用眼膏。

2. 水溶性、混悬性和油性眼药合用时,先用水溶性的,再用混悬性的,最后用油性的。混悬性的药液使用前先摇匀。

3. 为保证药物的安全有效,滴眼液、眼用凝胶和眼膏剂开启后,一般只可使用4周。

4. 戴隐形眼镜的患者使用滴眼剂时请取下隐形眼镜。

-------------------- 资料来源 --------------------

[1] 叶凤,许洋. 滴眼剂的正确使用及注意事项[J]. 合理用药,2011,4(3): 6-7.

咨询问题14 王先生因虹膜炎就诊,医生开的眼药中有一种醋酸泼尼松龙滴眼液,听说激素副作用大,询问醋酸泼尼松龙滴眼液该怎么用?

知识类型 用药方法

知识链接 醋酸泼尼松龙不溶于水,与苯扎氯铵、聚山梨酯80、硼酸、柠檬酸钠、氯化钠、乙二胺四乙酸二钠(EDTA-2Na)、羟丙甲基纤维素和纯净水制成混悬滴眼液。

泼尼松龙滴眼液是糖皮质激素类滴眼液,长期使用可能引起眼局部刺激;还可能引起眼压升高,导致视神经损害、视野缺损;也可能导致后膜囊下白内障形成,继发眼部真菌或病毒感染;角膜或巩膜变薄的患者,使用后可能引起眼球穿孔;另外可能引起伤口愈合延缓。含皮质类固醇的制剂也可能引起急性眼前段葡萄膜炎或眼球穿孔。偶有报道眼部应用皮质类固醇引起瞳孔散大、眼调节能力降低和上睑下垂。

由于糖皮质激素能减少血液中的白细胞计数,当治疗停止后白细胞增生,未成熟的细胞对残留于眼组织的抗原产生大量抗体,而致抗原-抗体反应,使炎症复燃,在治疗炎症初期增加点眼次数易获得更好疗效,待病情好转后逐渐减少点眼次数,减量在数天至数周内逐渐进行,即使在炎症消失后,也应用低剂量维持治疗数天至数周,以巩固疗效。

问题解答

(1)用前应摇匀,储存时保持竖直放置、防止冷冻;

(2)用药前洁净双手,摇匀后,将滴眼液1~2滴滴入结膜囊内,与其他药间隔5~10分钟;

(3)每日2~4次,治疗开始时的24~48小时,剂量可酌情增加至每小时1次,后期逐步减量,不宜过早停药;

(4)使用时间超过2周,应定期检测眼压;

(5)无抗菌作用,存在感染时应合并使用抗微生物药,禁用于眼部真菌性感染,单纯疱疹病毒性角膜炎慎用,并定期在裂隙灯显微镜下观察病灶变化;

(6)出现过敏反应应立即停用;

(7)运动员慎用。

-------------------------- 资料来源 --------------------------

[1] 醋酸泼尼松龙滴眼液药品说明书. 生产企业：艾尔建爱尔兰制药公司,商品名：百力特,修改日期：2008年5月11日.

咨询问题15 唐先生上周进行了白内障手术,取回很多滴眼液,发现有的滴眼液不是完全澄清,询问这种滴眼液是不是变质,如果没有变质应该怎么使用？

知识类型 用药方法

知识链接 不同药物的溶解度差异很大,为改善药物在眼部的生物利用度,或提高滴眼液的稳定性,将这些药物的滴眼液制成混悬液,或将药粉与溶剂分开,临用现配。

问题解答 回答见表1。

表1　用前应摇匀的滴眼液

类别	药物名称	性状	说明书标示
糖皮质激素类	氟米龙滴眼液	细微颗粒白色混悬液	用前摇匀
	氯替泼诺滴眼液	白色、类白色混悬液	用前摇匀,向上直立放置
	醋酸泼尼松龙滴眼液	白色、类白色混悬液	用前摇匀,向上直立放置

类别	药物名称	性状	说明书标示
抗微生物类	妥布霉素地塞米松滴眼液	白色、类白色混悬液	用前摇匀
	复方新霉素多黏菌素滴眼液	白色、类白色混悬液	用前摇匀
	那他霉素滴眼液	白色至黄色的混悬液	用前摇匀
	阿昔洛韦滴眼液	澄明液体	低温析出晶体,微温即溶
降眼压类	倍他洛尔滴眼液	白色、类白色混悬液	用前摇匀
白内障类	吡诺克辛滴眼液	橙黄色混悬液	用前摇匀,向上直立放置
	吡诺克辛钠滴眼液	淡黄或橙黄液体	将药片与溶剂混合,溶解后使用
	麝珠明目滴眼液	药品与溶媒分开包装	将药粉与溶剂混合,混匀后使用
干眼症类	聚乙二醇滴眼液	澄明液体	用前摇匀

-------------------------------- 资料来源 --------------------------------

[1] 氟米龙滴眼液说明书. 生产企业: 艾尔建爱尔兰制药公司, 商品名: 氟米龙, 修改日期: 2006年8月31日.

[2] 氯替泼诺滴眼液说明书. 生产企业: Bausch & Lomb Incorporated 商品名: 露达舒, 修改日期: 2007年1月10日.

[3] 醋酸泼尼松龙滴眼液说明书. 生产企业: 艾尔建爱尔兰制药公司, 商品名: 百力特, 修改日期: 2008年5月11日.

[4] 妥布霉素地塞米松滴眼液说明书. 生产企业: s. a. ALCON-COUVREUR N. V. 商品名: 典必舒, 修改日期: 2012年2月2日.

[5] 复方新霉素多粘菌素滴眼液说明书. 生产企业: 艾尔建爱尔兰制药公司, 商品名: 帕利百, 修改日期: 2012年10月23日.

[6] 那他霉素滴眼液说明书. 生产企业: Alcon Laboratories, Inc. 商品名: 那特真, 修改日期: 2008年3月10日.

[7] 阿昔洛韦滴眼液说明书. 生产企业: 武汉五景药业有限公司, 商品名: 阿昔洛韦滴眼液, 修改日期: 2010年9月3日.

[8] 盐酸倍他洛尔滴眼液说明书. 生产企业: s. a. ALCON-COUVREUR N. V. 商品名: 贝特舒, 修改日期: 2012年5月23日.

[9] 吡诺克辛滴眼液说明书. 生产企业:参天制药株式会社,商品名:卡林优,修改日期:2010年8月5日.

[10] 吡诺克辛钠滴眼液说明书. 生产企业:武汉天天明药业股份有限责任公司,商品名:白内停,修改日期:2010年9月21日.

[11] 麝珠明目滴眼液说明书. 生产企业:福建麝珠明眼药股份有限公司,商品名:麝珠明目滴眼液,修改日期:2007年5月23日.

[12] 聚乙二醇滴眼液说明书. 生产企业:Alcon Laboratories, Inc.,商品名:思然,修改日期:2011年9月5日.

咨询问题16 叶女士因为眼部不适就诊,医生开了妥布霉素滴眼液和聚乙二醇滴眼液,询问这两种滴眼液,是否要两眼都点和两种药同时点?

知识类型 用药方法+药物代谢

知识链接 局部使用滴眼剂后,药物在眼部的生物利用度不高,大部分溢出眼外或随鼻泪管进入血液循环,能克服眼部屏障吸收入眼的药量很小,同时局部滴眼后眼药多分布于眼前段组织,所以双眼患病不能只点单侧眼。由于滴眼液对健眼与患眼都具有药理作用,为减少副作用、不良反应与交叉感染,单侧眼患病应只点患眼。

　　滴眼剂使用方法为滴入结膜囊内,结膜囊最大容量为20~30μl,其中有7~10μl泪液,一滴滴眼液的体积为40~60μl,再滴入时即被泪液稀释,大部分则在与泪液混合前溢出眼外,与泪液混合后的药液浓度迅速降低,并随瞬目进入鼻泪管。

　　两种滴眼剂点眼间隔如小于5分钟,会稀释前一种滴眼剂浓度,刺激眼部分泌泪液,减少滴眼液的生物利用度。滴眼剂中添加黏性赋形剂或制成眼膏剂会使滴眼剂在眼表的停留时间增加,混悬型滴眼剂也较水溶性滴眼剂更易在眼表停留。

　　问题解答 取两种滴眼液应按照医嘱点双眼或点患眼,并在点眼时注意不要使滴眼剂瓶口与手或患眼接触,防止污染与交叉感染。

　　两种滴眼剂应间隔5~10分钟点眼,如为眼膏剂、混悬滴眼剂,以及羟丙甲基纤维素、聚乙二醇、玻璃酸钠、卡波姆等治疗干眼症的滴眼剂,应将点眼间隔延长,或调整点眼顺序:按照水溶性滴眼剂、混悬型滴眼剂、眼用凝胶、眼膏剂的顺序点眼。

------------------------------ 资料来源 ------------------------------

[1] 陈祖基. 眼科临床药理学[M]. 北京：化学工业出版社,2011：11-15.

咨询问题17 患者陈女士,昨日取回麝珠明目滴眼液,回家拿出时发现,竟然有两个瓶子,其中一瓶有药水,一瓶没有,不知道应该怎么使用这个滴眼液。

知识要点 用药方法

知识链接 眼用制剂可分为眼用液体制剂(如滴眼剂)、眼用半固体制剂(如眼膏剂、眼用凝胶剂)、眼用固体制剂(眼膜剂)等。也可以固态形式包装,另备溶剂,在临用前配制而成溶液或混悬液。麝珠明目滴眼液即属于固态形式包装,另备溶剂,在临用前配制的眼用制剂。

问题解答 麝珠明目滴眼液由一份固体制剂和一份溶剂组成,临用前配制成混悬液使用。

初次使用时：①将药粉倒入药液；②盖好瓶盖；③将混合液摇匀。使用时应该注意：①在每滴入一滴后都应该闭眼15分钟；②每次使用前都应摇匀；③药粉和溶剂混合后,药液应在15天内用完。

━━━━━━━━ 资料来源 ━━━━━━━━

[1] 麝珠明目滴眼液药品说明书. 生产企业: 福建麝珠明眼药股份有限公司,商品名:无,修改日期: 2007年5月23日.

咨询问题18 冯女士就诊于眼科,医生开了一种滴眼液和一种眼用凝胶,冯女士想了解一下两种药如何正确使用?

知识类型 用药方法

知识链接 眼用制剂是指治疗或诊断眼病,并直接用于眼部的各类制剂,滴眼剂、眼膏、眼用凝胶是常用的眼部给药剂型。

眼部给药主要用于发挥局部治疗作用,如缩瞳、散瞳、降低眼压、抗感染。眼部给药后药物能够到达眼内病灶部位,发挥疾病的治疗作用。药物的眼部吸收主要通过经角膜渗透和结膜渗透两种方式。角膜吸收是眼局部用药的有效吸收途径,药物与角膜表面接触后透过角膜进入房水,经房水到达虹膜和睫状肌,药物主要被局部血管网摄取,发挥局部作用。结膜渗透是药物经眼进入体循环的主要途径。药物经结膜吸收,并经巩膜转运至眼球后部,结膜和巩膜的渗透性能比角膜强,且结膜内血管丰富,药物在吸收过程中可经结膜血管网进入全身体循环。

　　治疗眼病常用的方法是眼局部用药,眼局部应用药物后,首先在眼前部,药物受到泪液的稀释,被泪液带走或被泪液内蛋白质结合或分解,或被结膜吸收,如图1所示。

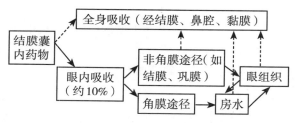

图 1　眼局部用药的吸收

　　滴眼液是最常用的眼用剂型,滴入结膜囊内,首先与结膜囊内的泪液混合,才能通透角膜向眼内转运。所以药物在泪液中的分布、排出和容量对结膜囊内药物的吸收起决定性作用。正常时结膜囊最多容纳30μl液体,而结膜囊内的泪液量为7~10μl,最多只能容纳20μl药液,故只有部分眼药保留在眼结膜囊内,多余的药液在与泪液混合前已大部分溢出眼外。也就是说,正常点眼药都会有一部分溢出眼外。正常情况下,泪液以每分钟约16%更新,滴眼4分钟后,只有50%的药液仍留在泪液中,10分钟后则只剩下17%。因此,为促进药液的眼部吸收,又不被冲溢出眼外,嘱患者滴眼药的最短间隔为5分钟。滴药后按压鼻泪道以及闭睑数分钟,可以减少泪道的唧筒排泄作用,增加眼部吸收和减少全身吸收。

　　眼膏在结膜囊内保留的时间长,为长效制剂。能减轻眼睑对眼球的摩擦,有助于角膜损伤的愈合,因此眼膏常用于眼科术后用药,夜晚使用减少滴眼次数保持药效。

　　1.滴眼液使用方法

　　(1)点眼前后洗净双手。

　　(2)不要接触滴眼剂的开口。

　　(3)仰卧位或坐位头稍向后仰,眼向上看,轻轻向下拉起下眼睑使成"沟"状,如图2所示。

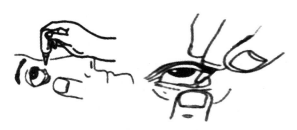

图2　滴眼液滴入部位

　　(4)使眼药瓶口与眼睑和睫毛保持2~3cm的距离,以防眼药瓶口接触眼睑和睫毛造成药液污染。将1~2滴药液滴在下部结膜囊内,之后稍提一下上眼睑,让药液尽可能保留在结膜囊内。

（5）滴入药液后，轻轻闭眼2~3分钟，同时用一个手指轻轻按住靠近鼻侧的眼角，防止药液顺着鼻泪管流向鼻腔，而降低药效。

（6）注意：不能将眼液直接滴到眼正中瞳孔上，以免刺激眼睛发生瞬目反应，使药液流到眼角外，另外怕患者划伤角膜，或角膜局部药物浓度过高，角膜上皮受损。

（7）用干净纸巾或毛巾擦掉多余的眼液。如果认为眼液没有进入眼睛，可将以上过程再重复一遍。

2. 眼膏剂使用方法

（1）点眼前后洗净双手。

（2）不要让管尖接触到别的东西。

（3）仰卧位或坐位头稍向后仰，眼向上看，轻轻向下拉起下眼睑使成"沟"状。

（4）将适量眼药膏直接挤入下部结膜囊。

（5）轻轻闭眼3~5分钟，不要揉眼。

（6）药膏管口不能接触到睫毛、眼睑，以免污染。

（7）涂散瞳眼药膏和缩瞳眼药膏后要压迫泪囊3分钟。

3. 使用滴眼剂或眼膏剂时注意事项

（1）如果需要使用不止一种的滴眼剂，二药之间至少需要间隔5分钟。双眼点药时，要先滴健眼后滴患眼。若同时应用眼液和眼膏，间隔时间应为10~20分钟,先用眼液后用眼膏。

（2）水溶性、混悬性和油性眼药合用时,先用水溶性的,再用混悬性的,最后用油性的。混悬性的滴眼液使用前应先摇匀。

（3）滴眼液瓶口不能接触任何物体,以免污染瓶内药物。第一滴滴眼液可弃去不用。

（4）储存:眼用混悬剂和眼膏需在室温密闭储存,不能冷冻。如果混悬剂和眼膏变色,不能继续使用。部分滴眼剂要求冰箱冷藏。同时为保证药物的安全有效,滴眼液和眼药膏开启后,一般只可使用4周,有特殊要求的,如玻璃酸钠滴眼液(海露),开启后可使用12周。

问题解答 一般滴眼液与眼用凝胶使用时,先点滴眼液,后用眼用凝胶,间隔5~10分钟,用药前洗净双手。不要接触药物开口。取仰卧位或坐位头稍向后仰,眼向上看,轻轻向下拉起下眼睑使成"沟"状,使眼药瓶口与眼睑和睫毛保持2~3cm的距离,以防眼药瓶口接触眼睑和睫毛造成药液污染。滴入药物后,轻轻闭眼3~5分钟。同时用一个手指轻轻按住靠近鼻侧的眼角,防止药液顺着鼻泪管流向鼻腔,而降低药效。涂散瞳眼药膏和缩瞳眼药膏后要压迫泪囊3分钟。

------------------------------ 资料来源 ------------------------------

[1] 唐仕波,唐细兰.眼科药物治疗学[M].北京:人民卫生出版社,2010:12,17-18.

[2] 王育琴,李玉珍,甄健存.医院药师基本技能与实践[M].北京:人民卫生出版社,2013:113-114.

咨询问题19 沈先生患巩膜炎,就诊后,医生开了两支复方新霉素多黏菌素滴眼液,沈先生之前没用过滴眼液,想咨询这个药怎么使用,有哪些使用注意?

知识类型 用药方法+注意事项

知识链接 复方新霉素多黏菌素滴眼液为复方制剂,其组分为醋酸泼尼松龙、硫酸新霉素和硫酸多黏菌素B,本品为白色至类白色微细混悬液,故用前要充分混匀。本品适用于治疗对类固醇敏感的眼部炎症,并同时有或潜在有对新霉素和(或)多黏菌素敏感的细菌性感染。患微生物引发的疾病时使用类固醇药物,感染可能被掩盖、加强或活化。长期局部使用类固醇治疗可能造成眼压升高而导致青光眼,视神经的损害、视力障碍及视野缺损,也可造成后囊下白内障的形成。建议经常测眼压。已知多种眼部疾患以及长期局部使用皮质类固醇可造成角膜和巩膜变薄。在角膜和巩膜组织变薄的情况下,局部应用类固醇可导致穿孔。长期使用可造成非敏感微生物的过度生长。如果出现双重感染,应停止使用本品并采取适当的治疗措施。若长期使用皮质类固醇后仍存在慢性眼部炎症症状,应考虑到角膜真菌感染的可能性。局部使用皮质类固醇可能延缓伤口愈合。有单纯疱疹病毒病史患者,应用皮质类固醇药物治疗需特别慎重。在眼部急性脓肿的情况下,用皮质类固醇可能掩盖感染或加重已存在的感染。硫酸新霉素有潜在致皮肤过敏反应。

问题解答 复方新霉素多黏菌素滴眼液为白色至类白色微细混悬液。在使用之前一定要充分摇匀。如应用过程中出现不适,要立即就医。

--------------------------- 资料来源 ---------------------------

[1] 复方新霉素多粘菌素滴眼液药品说明书. 生产企业: Allergan Pharmaceuticals Ireland, 商品名: 帕利百, 修改日期2012年10月23日.

咨询问题20 刘先生带三年级的儿子来医院检查视力并想验光配镜,医生处方硫酸阿托品眼用凝胶做散瞳检查,刘先生想详细问问该药如何使用? 注意事项有哪些?

知识类型 用药方法+注意事项

知识链接 阿托品可以引起睫状肌麻痹，适于青少年眼部屈光检查时使用。其药理作用为阻断M胆碱受体，使瞳孔括约肌和睫状肌松弛，导致去甲肾上腺素能神经支配的瞳孔扩大肌的功能占优势，从而使瞳孔散大。瞳孔散大把虹膜推向虹膜角膜角，妨碍房水通过小梁网排入巩膜静脉窦，引起眼压升高。阿托品使睫状肌松弛，拉紧悬韧带使晶状体变扁，减低其屈光度，引起调节麻痹。具有较长作用时间的阿托品也可以用于治疗前葡萄膜炎，主要作用是防止瞳孔缘虹膜后粘连。

阿托品用于儿童散瞳验光时，为降低不良反应，用药严禁过量，一次1滴，每日2次或遵医嘱，每次用药间隔10小时以上，小儿散瞳使用3天。滴眼后用手指压迫泪囊处5~8分钟，减少药液流入鼻腔吸收入体内，防止或减轻副作用。

闭角型和开角型青光眼、球形角膜晶状体半脱位及Marfan综合征者慎用；角膜边缘部穿孔的角膜溃疡患者及40岁以上的患者忌用；用药后瞳孔散大畏光，可在阳光或强烈灯光下戴太阳眼镜；用药后视物模糊，特别是看近物体，此时应避免开车、操作机器和进行其他任何有危险的活动。

问题解答 结合上述背景知识，我们可以

告诉患者,使用方法为:一次1滴,拉开下眼皮后滴于结膜囊内,用药后按压内眦,用药期间避免强光刺激。散瞳验光使用为一天2次,连续使用3天,第4天验光。

注意事项:阿托品类扩瞳药对眼压异常或窄角、浅前房眼患者,应用后可使眼压明显升高而有激发青光眼急性发作的危险。用药时管口切勿接触眼部。滴眼后用手指压迫内眦泪囊部,以减少药物的全身吸收,防止或减轻副作用。严禁口服。由于过量阿托品可使人致死,儿童致死剂量为10mg,因此请妥善保存,避免儿童误食。散瞳后出现畏光、看近物不清楚属正常现象。

屈光检查时用药3日,每日早、晚各一次。

------------------------- 资料来源 -------------------------

[1] 唐仕波,唐细兰. 眼科药物治疗学[M].北京:人民卫生出版社,2001:81-82.

[2] 硫酸阿托品眼用凝胶药品说明书. 生产企业:沈阳兴齐眼药股份有限公司,商品名:迪善,修改日期:2012年2月22日.

咨询问题21 吴女士是干眼症患者,一次与朋友无意中说起来自己用的玻璃酸钠滴眼液可以保存12周,可朋友却说他也在用玻璃酸钠滴眼液,说明书上写的只能保存4周。吴女士想问这是什么原因?

知识类型 用药方法+药物保存

知识链接 不同厂家玻璃酸钠比较,见表2。

表2　不同厂家玻璃酸钠比较

通用名	玻璃酸钠滴眼液		
商品名	千寿	海露	联邦亮晶晶
规格	5ml：5mg	10ml：10mg	5ml：5mg
用法用量	一般1次1滴,1日5~6次	一般1次1滴,1日3次	一般1次1滴,1日5~6次
保存	密封容器,1~30℃保存,开封后可用4周	室温保存(25℃以下),开封后可用12周	密封保存,用后立即封闭,2~8℃保存,可用4周

玻璃酸钠滴眼液使用频次可根据症状适当增减,但若超过每日10次,应在眼科医生指导下使用。一般使用0.1%浓度的玻璃酸钠滴眼液,重症疾患以及效果不明显时使用0.3%玻璃酸钠滴眼液。

除特殊注明,一般眼药水保存为开封后4周,海露由于装置的特殊性,开封后可用12周,且其中不含防腐剂。一般同时使用2种及2种以上眼药水时,至少间隔5分钟,但海露说明书要求与其他眼药水应间隔30分钟使用,需要特别注意。

问题解答 玻璃酸钠滴眼液一般1次1滴,1日5~6次,可根据症状增减,未开封时室温保存,开封后除联邦亮晶晶要求2~8℃冷藏外,其余均可室温存储,开封后除海露可用12周外,其他均为4周。

---------- 资料来源 ----------

[1] 唐仕波,唐细兰. 眼科药物治疗学[M]. 北京: 人民卫生出版社,2010:115-116.

[2] 玻璃酸钠滴眼液药品说明书. 生产企业: 珠海联邦制药股份有限公司中山分公司,商品名:联邦亮晶晶,修改日期:2013年11月1日.

[3] 玻璃酸钠滴眼液药品说明书. 生产企业: 深圳市瑞霖医药有限公司,商品名:海露,修改日期:2010年9月23日.

[4] 玻璃酸钠滴眼液药品说明书. 生产企业:千寿制药株式会社,商品名:无,修改日期:2013年3月20日.

咨询问题22 李女士,诊断为过敏性鼻炎,医生给开了丙酸氟替卡松鼻喷雾剂,但是李女士以前没用过鼻喷剂,询问该药使用方法;此外李女士担心激素的不良反应,问该药使用期间该注意什么？

知识类型 用药方法+注意事项

知识链接 丙酸氟替卡松鼻喷雾剂使用方法如下。

（1）使用前：轻轻地振摇瓶子，用食指和拇指握住盖子边缘，拔掉瓶盖。拿着喷雾器，食指和中指各位于喷嘴的一侧，拇指在瓶底。如果第一次使用或一周或更久未用，请检查一下喷雾器喷雾是否正常。可将喷嘴远离身体，向下压几次，直到喷雾器喷雾正常为止。

（2）使用时：①轻轻地用鼻呼吸；②按住一个鼻孔，将喷嘴放入另一鼻孔，头稍前倾，保持瓶子直立；③开始用鼻吸气，此时用手指压一下小瓶使其喷出1喷药液；④用口呼气，如果需要再喷一次，重复步骤③和④，另一鼻孔重复步骤②、③、④。

（3）使用后：用纱布或手帕擦干，盖上瓶盖，规律地每4日按下述方法彻底清洁装置。

（4）清洁：轻轻拔掉瓶盖，用热水清洗。振摇瓶子，倒掉剩余的水，在温暖处干燥，避免过热。小心将喷嘴放回到瓶子上，盖好瓶盖。如果喷嘴堵塞，请如上述步骤将其取下，然后浸泡在温水中。用冷水冲洗，干燥，放回到瓶子上，不要用大头针或其他锐器尝试弄通喷嘴。

注意事项：①应在接触过敏原之前使用本品，以防止过敏性鼻炎症状的发生；②必须规律地用药才能获得最大疗效，最佳疗效会在连续治疗的3~4天后才能达到；③如果连续使用7天，症状仍无改善或虽然症状有改善但不能完全控制，则需停药并去医院检查；④未经医生许可，连续使用本品不得超过3个月；⑤12岁以下儿童应在医生指导下使用本品，如需长期使用应规律地监测身高。

问题解答 丙酸氟替卡松鼻喷雾剂使用方法如下：

（1）使用前：轻轻地振摇瓶子，用食指和拇指握住盖子边缘，拔掉瓶盖。拿着喷雾器，食指和中指各位于喷嘴的一侧，拇指在瓶底。如果第一次使用或一周或更久未用，请检查一下喷雾器喷雾是否正常。可将喷嘴远离身体，向下压几次，直到喷雾器喷雾正常为止。

（2）使用时：①轻轻地用鼻呼吸；②按住一个鼻孔，将喷嘴放入另一鼻孔，头稍前倾，保持瓶子直立；③开始用鼻吸气，此时用手指压一下小瓶使其喷出1喷药液；④用口呼气，如果需要再喷一次，重复步骤③和④，另一鼻孔重复步骤②、③、④。

（3）使用后：用纱布或手帕擦干，盖上瓶盖。

注意事项：①应在接触过敏原之前使用本品，以防止过敏性鼻炎症状的发生。②必须规律地用药才能获得最大疗效，最佳疗效会在连续治疗的3~4天后才能达到。③如果连续使用7天，症状仍无改善或虽然症状有改善但不能完全控制，则需停药并去医院检查。④未经医生许可，连续使用本品不得超过3个月。⑤12岁以下儿童应在医生指导下使用本品，如需长期使用应规律地监测身高。

---------------------------------- 资料来源 ----------------------------------

[1] 丙酸氟替卡松鼻喷雾剂药品说明书. 生产企业：葛兰素史克，商品名：辅舒良，修改日期：2011年9月27日.

咨询问题23 赵女士，近来咽痛、咽喉红肿，医生给开了金喉健喷雾剂，赵女士不知道喷雾剂如何使用，此外她考虑到金喉健是中药，询问用药期间需要注意什么？有什么禁忌没有？

知识类型 用药方法+注意事项

知识链接 金喉健喷雾剂用于风热所致咽痛、咽干、咽喉红肿、牙龈肿痛、口腔溃疡。金喉健喷雾剂喷患处，每次适量，一日数次。请在使用前取下转臂前端黄色防尘帽，以免防尘帽在喷咽喉时造成机械性损伤。用药期间忌辛辣、鱼腥食物。使用时应避免接触眼睛。不宜在服药期间同时服用温补性中药。孕妇慎用。属风寒感冒咽痛者,症见恶寒发热、无汗、鼻流清涕者慎用。切勿置本品于近火及高温处并严禁剧烈碰撞,使用时勿近明火。用药3天症状无缓解,应去医院就诊。对本品及酒精过敏者禁用,过敏体质者慎用。药品性状发生改变时禁止使用。

问题解答 金喉健喷雾剂喷患处,每次适量,一日数次。请在使用前取下转臂前端黄色防尘帽,以免防尘帽在喷咽喉时造成机械性损伤。用药期间忌辛辣、鱼腥食物。使用时应避免接触眼睛。不宜在服药期间同时服用温补性中药。孕妇慎用。属风寒感冒咽痛者,症见恶寒发热、无汗、鼻流清涕者慎用。切勿置本品于近火及高温处并严禁剧烈碰撞,使用时勿近明火。用药3天症状无缓解,应去医院就诊。对本品及酒精过敏者禁用,过敏体质者慎用。药品性状发生改变时禁止使用。

------------------------------ 资料来源 ------------------------------

[1] 金喉健喷雾剂药品说明书. 生产企业:贵州宏宇药业有限公司,商品名:无,修改日期:2008年12月30日.

咨询问题24 苏先生的孩子得了外耳道炎,医生开了氧氟沙星滴耳剂,苏先生打电话咨询,氧氟沙星滴耳液该如何使用?

知识类型 用药方法

知识链接 首先清洁双手,然后用药棉清洁外耳,耳道流脓者,可滴入过氧化氢溶液,再用棉签吸净。把药瓶握在手中使药水温度接近体温,以免刺激引起眩晕、恶心、呕吐等不良反应。将头部侧倾或身体侧卧,患耳向上,抓住耳垂轻轻拉向后上方使耳道变直。如果给儿童滴耳,则轻轻地将耳垂向下及后方拉。依照医嘱的滴数,将药水滴入耳内。滴药后,手持耳屏向上及向后轻摇,可助药水流入耳内。保持头部侧倾约两分钟,以防止药水流出。避免将滴管接触到耳朵,以免污染滴管。使用中耳滴剂时,滴药后,用手指轻压耳屏或牵拉耳郭次数,使药液充分进入中耳。

氧氟沙星滴耳剂:成人一次6~10滴,一日2~3次。滴耳后进行约10分钟耳浴。根据症状适当增减滴耳次数,对小儿滴数酌减。耳浴:取侧卧位,患者外耳道口向上,将滴耳液滴入外耳道,并尽量充满外耳道,取这种位置静置10分钟,然后变换体位,将药液倒出来,即称为"耳浴"。使用本品时若药温过低,可能会引起眩晕。因此,使用温度应接近体温。使用本品的疗程以4周为限。若继续给药时,应慎用。

问题解答 氧氟沙星滴耳剂:成人一次6~10滴,一日2~3次。滴耳后进行约10分钟耳浴。根据症状适当增减滴耳次数,对小儿滴数酌减。首先清洁双手,然后用药棉清洁外耳,耳道流脓者,可滴入过氧化氢溶液,再用棉签吸净。把药瓶握在手中使药水温度接近体温,以免刺激引起眩晕、恶心、呕吐等不良反应。耳浴:取侧卧位,患者外耳道口向上,将滴耳液滴入外耳道,并尽量充满外耳道,取这种位置静置10分钟,然后变换体位,将药液倒出来,即称为"耳浴"。使用本品的疗程以4周为限。若继续给药时,应慎用。

-------------------- 资料来源 --------------------

[1] 王育琴,李玉珍,甄建存. 医院药师基本技能与实践[M]. 北京: 人民卫生出版社,2013: 125-126.

咨询问题25 患儿6岁,此次就诊诊断为过敏性鼻炎,家长第一次接触盐酸左卡巴斯汀鼻喷雾剂,询问在使用时是否需要仰起头部?有什么注意事项?

知识类型 用药方法+注意事项

知识链接 盐酸左卡巴斯汀鼻喷雾剂为

微悬浮液,用前必须摇匀。患者在使用前必须清洗鼻道(如擤鼻涕等),喷药时将药物吸入,第一次喷药前使气雾泵源充满,直至能很好地喷出气雾,然后再开始使用。左卡巴斯汀喷鼻剂使用时不需要扬起头部。

问题解答 左卡巴斯汀鼻喷雾剂为微悬浮液,必须摇匀后使用。患者在使用该药前必须清洗鼻道(如擤鼻涕等),喷药时将药物吸入,第一次喷药前使气雾泵源充满,直至能很好地喷出气雾,然后再开始使用。左卡巴斯汀喷鼻剂使用时不需要扬起头部。

-------------------- 资料来源 --------------------

[1] 盐酸左卡巴斯汀鼻喷雾剂药品说明书.生产企业:上海强生制药有限公司,商品名:立复汀,修改日期:2011年8月31日.

咨询问题26 郭女士发现,鼻喷雾剂在使用过程中会出现堵塞或出雾量较少的情况,她想知道该如何处理?

知识类型 药物使用

知识链接 鼻喷装置又叫鼻腔给药系统(nasal drug delivery system,NDDS),是指在鼻腔内使用,经鼻黏膜吸收而发挥局部或全身治疗作用的制剂。近年来,鼻腔给药以其吸收快、使用方便、可避免药物胃肠道降解和肝脏首关效应、生物利用度高、实现药物脑靶向递送、患者顺应性好等特点,日益受到人们的重视。其主要由喷嘴盖、喷嘴、内弹簧泵和罐体组成。装置堵塞往往因患者每次使用后残留的药液或鼻腔分泌液未及时清洁,在喷嘴处结痂堵塞药液喷射通道导致。

问题解答 鼻喷雾剂出现堵塞或出雾量较少的情况,可能是用后残留的药液或鼻腔分泌液未及时清洁,在喷嘴处结痂堵塞药液喷射通道所致。建议使用后及时清洁。鼻喷雾器的清洁: 常规清洁鼻喷雾剂非常重要,否则将影响鼻喷雾剂的正常工作,出现堵塞或出雾量较少的情况发生。清洁时,取下防尘帽,轻轻取下喷嘴,在温水中清洗喷嘴和防尘帽,然后在流动的水流下冲洗。禁止插入针或其他尖锐的器具刺穿喷嘴,此操作会损坏喷嘴,导致无法释放正确剂量的药物。清洗后可将本品放置于温暖的空间干燥,将喷嘴还原与瓶身相连,并盖上防尘帽。清洗后首次使用时需手揿喷雾剂2次以重新启动。

------------- **资料来源** -------------

[1] Patel R. S.,时海波. 多数病人过量使用皮质类固醇喷鼻剂: 迫切期待精确的给药装置

[J]. 国外医学·耳鼻咽喉科学分册,2001,115（8）：633-635.

[2] 王东兴,高永良. 鼻腔给药新剂型研究进展[J]. 中国新药杂志,2002,11（8）：589-592.

咨询问题27 闫先生患有过敏性鼻炎,医生给他开了糠酸莫米松鼻喷雾剂,他想了解此药的用法与注意事项。

知识类型 药物使用

知识链接 糠酸莫米松是一种合成的肾上腺糖皮质类激素,拥有强大、快速而非特异性的抗炎和抗过敏作用。在炎症早期,糖皮质类激素能阻止白细胞的浸润和吞噬并且阻止微血管的扩张,同时还可以减少渗出和水肿,从而减轻炎症的病状。在炎症后期,阻止成纤维细胞和微血管的异常生长,使肉芽组织的增长速度减慢。从而减轻粘连和瘢痕等炎症后遗症。它可以引诱抗炎因子的生成,阻止炎症因子的生成,加速炎症细胞的凋零和死亡等作用,广泛用于季节性或常年性鼻炎。糠酸莫米松鼻喷雾剂由糠酸莫米松和鼻喷装置组成,使用时要特别注意给药量和装置使用。

问题解答

1. 用法用量　成人每侧鼻孔两喷(每喷

50μg），每日1次（总量200μg）。

症状改善后可改为每次每侧1喷，每日1次（总量100μg）。

症状未改善可每次每侧4喷，每日1次（最大剂量400μg）

3~11岁儿童每次每侧1喷，每日1次（总量100μg）

2. 装置使用

（1）使用糠酸莫米松鼻喷雾剂前擦鼻子，排净鼻腔分泌物，如鼻腔有干痂，可用温盐水清洗鼻腔，待干痂变软取出后再喷药，之后打开棕色的保护盖。拔下瓶盖。

（2）在每次用药前充分振摇容器。

（3）第一次使用前先手按喷雾器6~7次作为启动，直至看到均匀的喷雾。如果喷雾器停用14日以上，再用时应重新启动。

（4）鼻腔给药，喷压处方规定的剂量。

（5）在抽出喷雾剂之前，要始终按住喷雾器。

（6）盖好瓶盖。

（7）定期清洁药瓶上部的塑料部分和防尘帽。打开瓶盖，拧开白色喷头，在温水中清洁塑料部分。在空气中晾干后重新装上药瓶。不可针刺喷口。

-------------------------------- 资料来源 --------------------------------

[1] 糠酸莫米松鼻喷雾剂药品说明书. 生产企业: MSD Belgium BVBA/SPRL, 商品名: 内舒拿, 修改日期: 2009年2月23日.

[2] 张罗, 许庚, 王向东, 等. 鼻用糠酸莫米松治疗中-重度变应性鼻炎的多中心临床研究 [J]. 中华耳鼻咽喉头颈外科杂志, 2009, 44(6): 455-459.

咨询问题28 徐先生患上了鼻炎, 医生给他开了布地奈德鼻喷雾剂, 他想了解此药的使用方法及注意事项。

知识类型 用药方法

知识链接 布地奈德是具有高效局部抗炎作用的糖皮质激素。它可以减少参与免疫的淋巴细胞数量, 干预和阻断淋巴细胞识别功能, 促进细胞内抗炎蛋白的生成, 增强内皮细胞、平滑肌细胞和溶酶体膜的稳定性, 从而使组胺等过敏活性介质的释放减少和活性降低, 广泛用于治疗季节性和常年性过敏性鼻炎、常年性非过敏性鼻炎、预防鼻息肉切除后鼻息肉的再生、对症治疗鼻息肉。

问题解答 用法用量: 6岁以上每侧鼻孔两喷(每喷64μg), 每日1次(总量256μg)。

症状改善后可改为每次每侧32μg，每日1次（总量64μg）。

（1）使用布地奈德鼻喷雾剂前擦鼻子，排净鼻腔分泌物，如鼻腔有干痂，可用温盐水清洗鼻腔，待干痂变软取出后再喷药，之后打开棕色的保护盖。

（2）第一次用药前，振摇药瓶然后向空中喷压药剂数次（5~10次），以获得均匀的喷雾。若一整天不使用，再次使用前先向空气重喷压一次。

（3）将喷头插入鼻孔，喷压处方规定的剂量。同法在另一鼻孔喷药。

（4）在抽出喷雾剂之前，要始终按住喷雾器。

（5）盖上瓶盖，喷药次数不要超过医生处方量。

（6）定期清洁药瓶上部的塑料部分和防尘帽。打开瓶盖，拧开白色喷头，在温水中清洁塑料部分。在空气中晾干后重新装上药瓶。

------------------- 资料来源 -------------------

[1] 布地奈德鼻喷雾剂药品说明书. 生产企业：Astra Zeneca AB，商品名：雷诺考特，修改日期：2011年11月5日.

咨询问题29 张先生近两年每到春秋换季的时候就鼻炎发作,医生给他开了盐酸氮䓬斯汀鼻喷雾剂,他想知道此药的用法和注意事项。

知识类型 用药方法

知识链接 氮䓬斯汀为抗组胺类药物,该药可缓解鼻痒、流涕、连续喷嚏等急性病因性鼻炎症状,可作为轻症患者的一线用药,主要目的是控制已发作的变应性鼻炎,特别是对季节性鼻炎患者应用较多。应用盐酸氮䓬斯汀鼻喷雾剂15~30分钟内起效,半衰期可达20小时,不仅预防变应性鼻炎发作,而且经过一个疗程后,药效通常在停药后仍持续一段时间。

问题解答 成人及6岁以上儿童每侧鼻孔一喷(每喷0.14mg),每日2次(总量0.56mg)。疗程不超过6个月。

装置使用注意:

(1)拔去瓶盖。

(2)首次用药前,应连续按压几次,直到有均匀的雾状喷出。

(3)保持头部直立,每个鼻孔各喷一次。在抽出喷雾剂之前,要始终按压喷雾器。

(4)盖好瓶盖。

-------------------- 资料来源 --------------------

[1] 盐酸氮䓬斯汀鼻喷雾剂药品说明书. 生产企业: 美达医药股份有限公司, 商品名: 爱赛平, 修改日期: 2010年7月29日.

[2] 郑迎春, 胡雪清, 林素娟. 盐酸氮䓬斯汀鼻喷雾剂治疗变应性鼻炎的疗效观察[J]. 药物与临床, 2014, 6(1): 95-96.

三、用药疗程问题

咨询问题30 崔先生,因视物模糊来医院就诊,经诊断为老年性白内障,开了吡诺克辛滴眼液3支,每天3次滴眼,询问这种药长期使用能不能根治白内障?

知识类型 用药疗程

知识链接 白内障的发病机制与氧化反应、营养水平、糖代谢紊乱等多种因素有关,吡诺克辛滴眼液是根据"醌体学说"为基础的化学合成物。因为醌型物质能与晶状体中的羟基发生反应形成不溶性复合物而导致晶状体浑浊,吡诺克辛对羟基的亲和力比醌型物质更强,可以制止醌型物质对晶状体可溶性蛋白的氧化变性作用,适用于早期老年性白内障。

问题解答 老年性白内障是由多因素危害的疾病,致病因素不同,晶状体的浑浊程度也不同,药物治疗仅能延缓白内障病程的发展,无论短期使用还是长期使用,都不能根治白内障。

------------- 资料来源 -------------

[1] 陈祖基. 眼科临床药理学[M]. 北京: 化学工业出版社, 2011: 437.

咨询问题31 方先生到鼻科就诊被诊断为鼻黏膜干燥,医生给他开了复方薄荷滴鼻剂,他想知道此药是否可以长期使用?

知识类型 用药疗程

知识链接 复方薄荷滴鼻液是含有薄荷脑,冰片,液体石蜡,维生素A、维生素D等成分的复方制剂,具有除臭、消炎、止痛、润滑鼻腔作用,利于鼻腔上皮细胞恢复,能有效促进伤口愈合,用于治疗萎缩性和干燥性鼻炎及鼻出血等,临床疗效良好,少有不良反应。

问题解答 复方薄荷滴鼻剂主要利用其物理特性治疗萎缩性和干燥性鼻炎及鼻出血,患者使用较为安全且尚无长期使用产生不良反应的报道。

------------- 资料来源 -------------

[1] 沈瑞君,王凯. 复方薄荷滴鼻液的制备与临床应用[J]. 时珍国医国药,2005,16(11): 1119.

咨询问题32 孙先生长期使用氯麻滴鼻

剂,他想知道该药是否可以长期使用?另外他家中还有其他滴鼻剂,他想知道这些滴鼻剂中哪些在使用上是有时间限制的?

知识类型 用药疗程

知识链接 氯麻滴鼻剂是氯霉素和麻黄碱的复方制剂,是医院常用的医院制剂,主要用于鼻-鼻窦炎及感冒引起的鼻塞,作用迅速,效果确切。氯霉素属抑菌性广谱抗生素。盐酸麻黄碱为拟肾上腺素药,可直接激动血管平滑肌的 α、β 受体,使皮肤、黏膜以及内脏血管收缩,具有缓解鼻黏膜充血肿胀的作用,连续使用时间过长(超过3天),可产生"反跳"现象,出现更为严重的鼻塞。

问题解答 氯麻滴鼻剂长期使用易产生细菌耐药、麻黄碱成分依赖及"反跳"现象,不可长期使用。为防止不良反应和药物依赖的发生,含有麻黄碱成分和羟甲唑啉成分的减充血剂的鼻用制剂使用时间不应过长。

------ 资料来源 ------

[1] 常效春,潘西芬,王书丽.氯麻滴鼻液处方的改进及临床验证[J].中国药房,2008,19(23):1805-1806.

四、药物不良反应

咨询问题33 青光眼患者邓先生,曾有磺胺药物过敏史,原来一直使用噻吗洛尔滴眼液,听别人说有一种布林佐胺滴眼液一起使用效果很好,询问他能不能使用布林佐胺滴眼液?

知识类型 不良反应

知识链接 磺胺类药物是指含有-SO_2NH_2结构的药物,较原来所认为的氨苯磺胺类衍生物范围更广,不同种类的磺胺药物在化学结构上也有很大不同,根据N4位置是否有芳香取代基,分为芳香胺磺胺和非芳香胺磺胺。

"磺胺类药物过敏史"是指既往使用磺胺类抗菌药后曾发生超敏反应,磺胺类药物的超敏反应包含所有4型超敏反应和特异质反应,这些超敏反应发生的机制与N1位杂环取代基、N4位取代基以及其在体内经CYP2C9代谢后的羟基化代谢物结构有关。布林佐胺的化学结构与传统芳香胺磺胺药物有一定不同,发生交叉过敏的理论依据不足。但是,有研究认为有磺胺类抗菌药物过敏史的患者,往往说明患者对药物过敏的易感性较高,更易再次发生过敏。

问题解答 对曾有磺胺类药物过敏史的

患者,再次使用磺胺类药物布林佐胺滴眼液,易出现过敏反应,其他磺胺类药物见表3。

表3　磺胺类药物

类别	药物名称
抗菌药物	磺胺嘧啶
	磺胺甲噁唑
	磺胺异噁唑
	柳氮磺吡啶
磺酰脲类降糖药	格列本脲
	格列美脲
	格列齐特
	格列吡嗪
	格列喹酮
COX-2抑制剂	塞来昔布
	尼美舒利
利尿药	呋塞米
	托拉塞米
	氢氯噻嗪
抗高血压药	吲达帕胺
碳酸酐酶抑制剂	醋甲唑胺
抗麻风病药	氨苯砜

------------------------------ 资料来源 ------------------------------

[1] 徐慧敏,蔡宏文,李天元,等. 磺胺类药物过敏和交叉过敏的研究进展[J]. 中国药理学与毒理学杂志,2012,26(6): 897-902.

咨询问题34 冯女士,患有2型糖尿病,一直口服降糖药控制血糖,为治疗结膜炎医生给她开了一种氧氟沙星滴眼液,但她前段时间听说有一种某某沙星可以改变人的血糖,询问这种药她是否能用?

知识类型 不良反应

知识链接 喹诺酮类抗菌药物有导致血糖异常的风险,糖尿病是加替沙星的禁忌证。

加替沙星和氧氟沙星都可以引起血糖的双向改变,引起急性低血糖的机制可能与阻断胰岛B细胞K_{ATP}通道促进胰岛素的释放有关,引起高血糖的机制较复杂,可能与刺激组胺分泌进而间接刺激肾上腺素分泌有关。

在小鼠实验中发现,喹诺酮对血糖的影响与喹诺酮种类及使用剂量有关,加替沙星对胰岛细胞的作用是短暂、可逆的,停药后胰岛素分泌可恢复正常。在回顾性队列研究中发现,使用加替沙星的患者低血糖和高血糖发生率均高于使用左氧氟沙星的患者。在使用喹诺酮类抗菌药物发生的血糖紊乱中,大部分是高血糖,与肾功能不适当的用药剂量是出现高血糖的重要危险因素,与发生高血糖相比,出现低血糖的独立危险因素是糖尿病伴磺酰脲类治疗。尽管如此,常用喹诺酮类滴眼剂中,只有加替沙星滴眼液将糖尿病列为禁忌证,氧氟沙星滴眼液、左氧氟沙星滴眼液、左氧氟沙星眼用凝胶均未将糖尿病列为禁忌证,在说明书【不良反应】项下也未将血糖异常列出。这可能与眼局部使用剂量与全身用药相比很低有关。

问题解答 血糖异常是全身使用氧氟沙星时可能会出现的不良反应,眼局部使用这种风险的发生率很低,有糖尿病史特别是合并使用磺酰脲类降糖药的患者尤其应注意正确使用滴眼液,在点眼后按住眼内眦5分钟,减少滴眼液的全身吸收,一旦发生血糖异常应立即停止使用氧氟沙星滴眼液。

--------------------------------- 资料来源 ---------------------------------

[1] 程瑾,曹军华. 喹诺酮类药物致血糖紊乱机制研究进展[J]. 医药导报,2013,32(6):757-760.

[2] 贾学冬,王硕. 与氟喹诺酮治疗相关的心血管及代谢安全性[J]. 国外医药·抗生素分册,2013,34(3):123-128.

咨询问题35 王先生因虹膜炎就诊,眼药中有一种氟米龙滴眼液,听说氟米龙是激素,副作用大,想询问这种滴眼液有什么副作用?

知识类型 不良反应

知识链接 药物的副作用即为与治疗目的无关的其他药理作用,是药物不良反应的一种。

氟米龙是糖皮质激素类滴眼液,用于治疗对类固醇敏感的睑结膜、球结膜、角膜及其他各种眼前段组织炎症。

糖皮质激素滴眼剂在眼部的不良反应:可能引起眼压升高,甚至青光眼,不常见视神经损害、视力和视野损害、后囊膜下白内障形成,继发性眼部病原体感染、眼球穿孔和延缓伤口愈合。

需要注意的是:长期眼部使用类固醇可能导致角膜真菌感染,使用类固醇后或在使用中出现持续的角膜溃疡时应怀疑真菌感染。治疗期间,应常测眼压。有单纯疱疹病毒感染病史者,慎用皮质类固醇。青光眼患者应该谨慎使用类固醇,并且密切监测眼压。已知多种眼部及局部长期使用皮质类固醇还可能导致角膜和巩膜变薄,在角膜或巩膜组织变薄的情况下,局部使用类固醇可能引起穿孔。可能使眼部急性化脓性感染的病情被掩盖或致使病情恶化。如果使用超过1周,必须在眼科医生的严密监测及定期的眼压测量下进行。对本品而言,连续使用超过10天,必须定期监测患者的眼压。使用本品后,炎症或疼痛持续存在超过48小时或加重,建议立即停药就医。同时必须避免本品与软性隐形眼镜接触。同时使用其他眼科产品时,应在滴用本品之前5分钟使用。

问题解答 长期使用氟米龙滴眼液有可能会引起眼压升高,甚至青光眼,偶致视神经损害,后囊膜下白内障形成,继发性眼部病原体感染、眼球穿孔和延缓伤口愈合。长期使用还可能导致角膜真菌感染,在出现持续的角膜溃疡时应怀疑真菌感染;在角膜和巩膜组织变薄的情况下局部使用氟米龙滴眼液可能引起穿孔;治疗期间,应常测眼压。

------------------ 资料来源 ------------------

[1] 氟米龙滴眼液药品说明书. 生产企业:艾尔建爱尔兰制药公司,商品名:氟米龙,修改日期:2006年8月31日.

咨询问题36 童先生,前段时间就医经诊断为开角型青光眼,最近一直使用拉坦前列素滴眼液治疗,这两天发现眼周围发黑,眼睫毛也变多了,想问这是什么原因引起的?

知识类型 不良反应

知识链接 拉坦前列素滴眼液是用于降低眼压的前列腺素衍生物。前列腺素衍生物可以通过增加黑色素细胞中黑色素颗粒的数量加深虹膜颜色,这种作用可能是通过促进酪氨酸激酶活性实现的。

虹膜颜色加深的不良反应:

(1)与用药时间长短有关,随时间增加,虹膜颜色加深的发生率越高。

(2)非纯色虹膜较单一颜色虹膜更易出现虹膜颜色加深。

(3)前列腺素滴眼液种类也可能与虹膜颜色加深的发生率有关。

(4)使用拉坦前列素滴眼液,男性较女性更易出现虹膜颜色加深,这可能与男性有更高的肾上腺素释放水平有关。

拉坦前列素滴眼液可促进睫毛和眼周毛发的生长,包括毛发延长和增粗,这种作用与其药物浓度有关,高浓度起抑制作用,低浓度起促进作用。作用的机制可能为促进毛囊生长;以及抑制毛囊进入休止期,通过下调转化生长因子TGF-β的表达延缓生长中期的起始,从而延长毛囊毛发生长。

问题解答 使用拉坦前列素眼药水会引起睫毛浓密变长,也会使虹膜变色,是使用这类眼药的不良反应。这些不良反应随用药时间增加而明显,虹膜颜色改变的结果持久。除拉坦前列素滴眼液外,贝美前列素滴眼液和曲伏前列素滴眼液也有此类不良反应。

------------------------ 资料来源 ------------------------

[1] 黄萍,钟铮,吴玲玲,等. 曲伏前列腺素滴眼液对虹膜颜色改变的影响[J]. 眼科研究,2010,28(9):869-872.

[2] 许成蓉,陈映玲,陈兴平,等. 拉坦前列素对人头皮毛囊毛发生长的影响[J]. 中国麻风皮肤病杂志,2007,23(12):1060-1062.

[3] 许成蓉,陈兴平,李文刚,等.HGF和TGF-β在拉坦前列素促毛发生长中的作用[J].中国麻风皮肤病杂志,2007,23(10):865-866.

咨询问题37 李阿姨,患过敏性鼻炎,医生开具盐酸氮䓬斯汀鼻喷剂喷鼻,李阿姨觉得自己岁数大了,还患有糖尿病、高血压,吃药比较多,担心盐酸氮䓬斯汀鼻喷剂会有不良反应。

知识类型 不良反应

知识链接 少数患者喷药时会产生鼻黏膜刺激,个别患者出现鼻出血。若给药方法不正确(如头部后仰)用药时会有苦味的感觉,偶尔会产生恶心症状。注意事项：用药期间尽量避免服用含酒精的饮料。

问题解答 氮䓬斯汀鼻喷雾剂（爱赛平）不良反应：少数患者喷药时会产生鼻黏膜刺激，个别患者出现鼻出血。若给药方法不正确（如头部后仰）用药时会有苦味的感觉，偶尔会产生恶心症状。

-------------------------------- 资料来源 --------------------------------

[1] 盐酸氮䓬斯汀鼻喷剂药品说明书. 生产企业：美达医药股份有限公司, 商品名：爱赛平, 修改日期：2010年7月29日.

咨询问题38 患儿家长柳先生, 昨天从药房取了阿托品眼用凝胶准备散瞳验光, 可今天早上给孩子点完药后发现小孩出现脸红、脸烫、鼻红、心跳加速等状况, 询问这是否正常?

知识类型 不良反应

知识链接 眼局部用药也会全身吸收, 滴眼剂点眼后只有少部分进入眼内, 其余大部分药物经过结膜和鼻腔黏膜吸收进入血液系统。

阿托品为阻断M胆碱受体的抗胆碱药, 随剂量增加可出现瞳孔扩大和调节麻痹, 腺体分泌减少, 膀胱和胃肠道平滑肌松弛, 心率加快, 血管扩张和中枢神经兴奋的作用。阿托品具有解除小血管痉挛的作用,尤其以皮肤血管扩张最显著,可产生潮红温热,可能是机体对阿托品所引起的体温升高的补偿性散热反应,也可能是阿托品的直接扩张血管作用。面部潮红,皮肤、黏膜干燥、发热、心动过速是阿托品眼用凝胶常见的不良反应。

问题解答 儿童用硫酸阿托品眼用凝胶出现脸红、鼻红,是其常见的不良反应,在点眼后应立即按压内眦5~8分钟,减少阿托品的全身吸收。

-------------------- 资料来源 --------------------

[1] 陈祖基. 眼科临床药理学[M]. 北京:化学工业出版社,2011:359.

五、特殊人群用药

咨询问题39 禹女士怀孕6个月,由于最近工作忙,用眼过度,导致眼部不适,她想询问以她目前的情况是否可以使用妥布霉素滴眼液?

知识类型 特殊人群用药

知识链接 妥布霉素属氨基糖苷类抗生素,具有潜在的肾毒性和耳毒性,滴眼后有极少量被吸收进入全身血液循环,对3种动物进行的生殖毒性实验表明,应用妥布霉素,剂量为全身通常用量的33倍,未出现生育下降或胎儿损害。但尚无确凿的有关孕妇使用妥布霉素滴眼液的临床研究证据,因此妊娠期间不建议使用妥布霉素滴眼液。

问题解答 目前缺乏妥布霉素滴眼液在妊娠女性中的使用数据,妊娠期间不建议使用妥布霉素滴眼液。患者发现眼部不适,最好先到医院诊断是否为视疲劳,并在医生的指导下对症选择药物进行治疗,切不可盲目使用抗菌药物。

-------------------- 资料来源 --------------------

[1] 妥布霉素滴眼液药品说明书. 生产企业: s. a. ALCON-COUVREUR N. V., 商品名: 托百士, 修改日期: 2011年7月18日.

[2] 曲晓梅, 李梅. 妥布霉素滴眼液的安全性研究[J]. 实用药物与临床, 2008, 11(1): 18-19.

咨询问题40 患儿3岁, 体重14kg, 青光眼, 眼压异常, 医生处方异山梨醇口服液, 患儿家长问该药是起什么作用的, 该怎么服用?

知识类型 特殊人群用药+药理作用

知识链接 眼压是眼球内容物作用于眼球内壁的压力。生理性眼压的稳定性, 有赖于房水生成量与排出量的动态平衡。大多数青光眼眼压升高的原因为房水外流的阻力增高, 或因房水引流系统异常, 或是周边虹膜堵塞了房水引流系统。青光眼的治疗也着眼于采用各种方法, 或增加房水排出, 或减少房水生成, 以达到降低眼压、保存视功能的目的。

异山梨醇是脱水衍生物, 作用机制类似于静脉滴注的甘露醇, 为口服渗透性脱水利尿药。提高血浆渗透压, 导致组织内(包括眼、脑、脑脊液等)水分进入血管内, 进而减轻组织水肿, 降低眼压、颅内压和脑脊液容量及其压力。一般儿童用药剂量与成人不同, 通常根据体重

或体表面积换算而来。儿童用药剂量如果说明书中未交代,一般按体重或比表面积换算:

体重换算:儿童用量=[成人用量×小儿体重(kg)]/成人体重(成人按60kg计算)。

体表面积换算:小儿体表面积计算公式为:表面积(m^2)=0.0061×身高+0.0128×体重-0.1529,或表面积(m^2)=体重(kg)×0.035+0.1。儿童用量=成人用量×小儿体表面积/成人体表面积(成人体重按60kg计算,体表面积为1.70)。新生儿大多数药物采用表面积计算用量更为接近临床实际用量。

问题解答 结合上述背景知识,我们可以告诉患儿家长:异山梨醇口服液是脱水药,通过减少眼内房水的量而降低眼内压力。根据其说明书用法规定:儿童一次用量为0.5g/kg,一日3次或遵医嘱。患儿14kg,每次服用14kg×0.5g/kg×100ml/50g=14ml。

-------------------------------- 资料来源 --------------------------------

[1] 赵堪兴,杨培增. 眼科学[M]. 第8版. 北京:人民卫生出版社,2013:163.

[2] 唐仕波,唐细兰. 眼科药物治疗学[M]. 北京:人民卫生出版社,2010:267.

[3] 陈新谦,金有豫,汤光. 新编药物学[M]. 第17版. 北京:人民卫生出版社,2011:959.

咨询问题41 白女士,32岁,怀孕34周,鼻塞,想使用麻黄碱滴鼻剂,但是又担心对胎儿产生不良影响,询问在此特殊时期,到底可不可以使用含有麻黄碱的滴鼻剂?

知识类型 特殊人群用药

知识链接 妊娠期用药的FDA分类及其标准:

A级: 在有对照组的研究中,在妊娠3个月的妇女未见到对胎儿危害的迹象(并且也没有对其后6个月的危害性的证据),可能对胎儿的影响甚微。

B级: 在动物繁殖性研究中(并未进行孕妇的对照研究),未见到对胎儿的影响。在动物繁殖性研究中表现有不良反应,这些不良反应并未在妊娠3个月的妇女得到证实(也没有对其后6个月的危害性的证据)。

C级: 在动物的研究证明它有对胎儿的不良反应(致畸或杀死胚胎),但并未在对照组的妇女进行研究,或没有在妇女和动物并行地进行研究。本类药物只有在权衡了对妊娠期妇女的好处大于对胎儿的危害之后,方可应用。

D级: 有对胎儿的危害性的明确证据。尽管有危害性,但孕妇用药后有绝对的好处(例如妊娠期妇女受到死亡的威胁或患有严重的疾病,因此需用它,如应用其他药物虽然安全但无效）。

X级：在动物或人的研究表明它可使胎儿异常。或根据经验认为在人，或在人及在动物，是有危害性的。在孕妇应用这类药物显然是无益的。本类药物禁用于妊娠或将妊娠的患者。

麻黄碱滴鼻剂妊娠患者用药安全属于C级。

问题解答 麻黄碱滴鼻剂妊娠患者用药安全属于C级。C级：在动物的研究证明它有对胎儿的不良反应（致畸或杀死胚胎），但并未在对照组的妇女进行研究，或没有在妇女和动物并行地进行研究。麻黄碱滴鼻剂只有在权衡了对妊娠期妇女的好处大于对胎儿的危害之后，方可应用。

-------------------------- 资料来源 --------------------------

[1] 陈新谦,金有豫,汤光. 新编药物学[M]. 第17版. 北京: 人民卫生出版社,2011: 960-971.

咨询问题42 宋女士,25岁,患过敏性鼻炎一直使用丙酸氟替卡松鼻喷雾剂喷鼻,现发现怀孕了,宋女士询问丙酸氟替卡松鼻喷雾剂对妊娠妇女及胎儿是否有影响？

知识类型 特殊人群用药

知识链接 参照咨询问题41知识链接中妊娠期用药的FDA分类及其标准,氟替卡松妊娠用药安全分级为C级,也就是说对于妊娠或哺乳期妇女可以在医生指导下使用。

问题解答 氟替卡松妊娠用药安全分级为C级,C级:在动物的研究证明它有对胎儿的不良反应(致畸或杀死胚胎),但并未在对照组的妇女进行研究,或没有在妇女和动物并行地进行研究。丙酸氟替卡松鼻喷雾剂只有在权衡了对妊娠期妇女的好处大于对胎儿的危害之后,方可应用。

-------------------------------- 资料来源 --------------------------------

[1] 王育琴,李玉珍,甄建存. 医院药师基本技能与实践[M]. 北京:人民卫生出版社,2013:387.

[2] 丙酸氟替卡松鼻喷雾剂药品说明书. 生产企业:葛兰素史克,商品名:辅舒良,修改日期:2011年9月27日.

[3] 陈新谦,金有豫,汤光. 新编药物学[M]. 第17版. 北京:人民卫生出版社,2011:960-971.

咨询问题43 患儿3岁,使用糠酸莫米松鼻喷雾剂治疗慢性鼻炎,家长担心激素会对孩子产生不良影响,询问该药是否会影响孩子生长发育,用药期间需要注意什么?

知识类型 特殊人群用药+注意事项

知识链接 糠酸莫米松鼻喷雾剂通常先用手揿喷雾器6~7次作为启动,直至看到均匀的喷雾,然后鼻腔给药。如果喷雾器停用14日或14日以上,则在下一次使用时应重新启动。在每次用药前充分振摇容器。3岁儿童:常用推荐量为每侧鼻孔1揿(每揿为50μg),一日1次(总量为100μg)。对于涉及鼻黏膜的未经治疗的局部感染,不应使用本品。使用本品治疗12个月后未见鼻黏膜萎缩,同时糠酸莫米松可使鼻黏膜恢复至正常组织学表现。与任何一种药物长期使用时一样,对于使用本品达数个月或更长时间的患者,应定期检查鼻黏膜,如果鼻咽部发生局部真菌感染,则应停用本品或给予适当治疗,持续存在鼻咽部刺激可能是停用本品的一项指征。对于活动性或静止性呼吸道结核感染、未经治疗的真菌、细菌、全身性病毒感染或眼单纯疱疹的患者慎用本品。长期使用本品后未见下丘脑-垂体-肾上腺(HPA)轴受到抑制,但对于原先长期使用全身作用糖皮质激素而换用本品的患者,需加仔细注意。这些患者可因停止全身用糖皮质激素而造成肾上腺功能不全,需经数个月后HPA轴功能才得以恢复。如果这些患者出现肾上腺功能不全的症状和体征时,应恢复全身应用糖皮质激素,并给予其他治疗和采取适宜措施。在安慰剂对照临床试验中,小儿患者使用本品每日100μg长达1年,未发现其减慢生长发育速度。在全身用糖皮质激素换用本品时,某些患者尽管鼻部症状有所缓解,但可发生全身用药时糖皮质激素的停药症状如最初的关节和(或)肌肉痛、乏力及抑郁,这时需鼓励患者继续使用本品治疗。此外,全身用激素转为鼻腔局部应用时亦可暴露出原先存在的过敏性疾病,如过敏性结膜炎和湿疹,这些病症在全身用药时受到抑制。接受糖皮质激素治疗的患者,免疫功能可能受到抑制,故应警惕面临某些感染(如水痘、麻疹)的危险,如果发生这种情况,得到医生指导是重要的。在鼻腔内气雾吸入糖皮质激素后,罕有报道鼻中隔穿孔或眼压升高的病例。

问题解答 糠酸莫米松鼻喷雾剂通常先用手揿喷雾器6~7次作为启动,直至看到均匀的喷雾,然后鼻腔给药。如果喷雾器停用14日或14日以上,则在下一次使用时应重新启动。在每次用药前充分振摇容器。3岁儿童:常用推荐量为每侧鼻孔1揿(每揿为50μg),一日1次(总量为100μg)。对于使用本品达数个月或更长时间的患者,应定期检查鼻黏膜,如果鼻咽部发生局部真菌感染,则应停用本品或给予适当治疗,持续存在鼻咽部刺激可能是停用本品的一项指征。在安慰剂对照临床试验中,小儿患者使用本品每日100μg长达1年,未发现其减慢生长发育速度。

-------------------- 资料来源 --------------------

[1] 糠酸莫米松鼻喷雾剂药品说明书. 生产企业: Schering-Plough Labo N. V., Belgium, 商品名: 内舒拿,修改日期: 2009年2月23日.

咨询问题44 患儿8岁,使用糠酸莫米松鼻喷雾剂已两年,家长不清楚长期用该药是否合适? 能否换药?

知识类型 特殊人群用药+用药疗程

知识链接 治疗小儿慢性鼻窦炎采用糠酸莫米松进行治疗优势明显,其临床应用和推广价值较高,是临床治疗小儿慢性鼻窦炎的可靠选择。长期使用本品(局部用药)后未见下丘脑-垂体-肾上腺(HPA)轴受到抑制。在安慰剂对照试验中,小儿患者使用本品每日100μg长达1年,未发现其减慢生长发育速度。因目前尚未有使用两年以上的对照试验可供参考。长期接受糖皮质激素治疗的患者(包括全身用药),免疫功能可能受到抑制,故应警惕面临某些感染的风险,罕有报道鼻中隔穿孔或眼压升高的病例。

问题解答 药物使用过程的品种调整,应综合考虑使用此药物的安全性、有效性、经济性是否发生不可接受的负向变化,且分析是否有更优的替代药品。糖皮质激素长期应用可能产生受体耐药,使用量增加,当常规维持剂量不能有效控制症状时,在医生的指导下可以更换其他药物。

------------------------------ 资料来源 ------------------------------

[1] 糠酸莫米松鼻喷雾剂药品说明书. 生产企业: MSD Belgium BVBA/SPRL,商品名: 内舒拿,修改日期: 2009年2月23日.

[2] 依颖佳. 糠酸莫米松治疗42例小儿慢性鼻窦炎的临床疗效观察[J]. 现代诊断与治疗,2014,25(2): 409-410.

咨询问题45 常女士婚后一直计划要孩子,但是她患有过敏性鼻炎,不清楚这个阶段自己是否能使用盐酸氮䓬斯汀鼻喷雾剂?

知识类型 特殊人群用药

知识链接 孕妇用药需要注意药物对胎儿除了有致畸作用外,还可造成胎儿毒副反应。根据非临床毒理研究,尽管盐酸氮䓬斯汀无致畸和生殖毒性,但对于孕妇和哺乳期妇女用药研究数据尚不充分,因此只在孕妇和哺乳期妇女无适当选择时才使用本品。尚不知道本品是否通过乳汁代谢,但是由于乳汁是代谢的途径之一,因此建议哺乳期妇女尽量避免使用。

问题解答 尽管对动物进行超大剂量药物试验并没有产生药物的畸形反应,但妊娠前3个月妇女治疗上不推荐使用该药物。严禁哺乳期妇女使用本品。

-------------------- 资料来源 --------------------

[1] 盐酸氮䓬斯汀鼻喷雾剂药品说明书.生产企业:美达医药股份有限公司,商品名:爱赛平,修改日期:2010年7月29日.

六、用药禁忌问题

咨询问题46 李女士有阿司匹林哮喘,她前不久因眼部不适到医院就诊,医生给她开了普拉洛芬滴眼液,听说有哮喘疾病的人很多药不能用,她想知道自己是否可以用此药?

知识类型 药物使用禁忌

知识链接 无论既往是否有哮喘病史,当口服阿司匹林后数分钟或数小时内出现诱发的哮喘发作,称阿司匹林哮喘。阿司匹林哮喘发生机制为:抑制环氧酶,使前列腺素合成受阻,但不影响脂氧酶,致使引起支气管收缩的白三烯增多而诱发哮喘。临床表现为:有哮喘病史者,使用解热镇痛药后即刻引起剧烈哮喘;无哮喘病史者,服用解热镇痛药后即刻引起剧烈哮喘;有鼻窦炎、鼻息肉、鼻炎者,服用解热镇痛药后即刻引起剧烈哮喘。其表现形式可分为:①药物作用引起:上述患者用药5分钟到2小时或稍长时间引起剧烈哮喘;②其他情况:患者常可因某种诱因诱发哮喘,如杀虫剂、刺激性气味(油烟)等,感冒、劳累、情绪波动也可诱发哮喘。

问题解答 普拉洛芬为非甾体抗炎药,禁用于服用阿司匹林或其他非甾体类抗炎药后诱发哮喘、荨麻疹或过敏反应的患者。

-------------------------------- 资料来源 --------------------------------

[1] 普拉洛芬滴眼液药品说明书. 生产企业: Senju Pharmaceutical Co., Ltd.,商品名:普南扑灵,修改日期:2012年2月22日.

[2] 戴伟,辛晓峰. 阿司匹林性哮喘的药物治疗[J]. 中国社区医师,2013,23(29):7-8.

咨询问题47 青光眼患者赵女士,有房室传导阻滞,听病友说有些治疗青光眼的眼药水房室传导阻滞患者不能用,很担心自己不知不觉用了,问哪些治疗青光眼的眼药水不能使用?

知识类型 用药禁忌

知识链接 治疗青光眼的滴眼液主要分为:拟胆碱类药物、α受体激动剂、β受体拮抗剂、碳酸酐酶抑制剂、前列腺素衍生物5类,其中只有β受体拮抗剂禁用于有Ⅱ、Ⅲ度房室传导阻滞的青光眼患者。

非选择性的β受体拮抗剂可以:①阻断心脏β受体,使心肌收缩减弱,心率减慢,心输出量减少,心肌耗氧量下降;②阻断血管β受体,使外周血管阻力增加;③阻断支气管β受体,诱发或加重支气管哮喘的发作。

常用β受体拮抗剂及其禁忌证如表4所示。

表4 常用β受体拮抗剂及其禁忌证

药品名称	类别	禁忌证
噻吗洛尔滴眼液	非选择性β受体拮抗剂	窦性心动过缓，Ⅱ、Ⅲ度房室传导阻滞，支气管哮喘，严重的慢性阻塞性肺疾病禁用
卡替洛尔滴眼液	非选择性β受体拮抗剂	窦性心动过缓，Ⅱ、Ⅲ度房室传导阻滞，支气管哮喘，严重的慢性阻塞性肺疾病禁用
倍他洛尔滴眼液	选择性β_1受体拮抗剂	窦性心动过缓，Ⅱ、Ⅲ度房室传导阻滞禁用
左布诺洛尔滴眼液	非选择性β受体拮抗剂	窦性心动过缓，Ⅱ、Ⅲ度房室传导阻滞，支气管哮喘，严重的慢性阻塞性肺疾病禁用
拉坦噻吗滴眼液	非选择性β受体拮抗剂	窦性心动过缓，Ⅱ、Ⅲ度房室传导阻滞，支气管哮喘，严重的慢性阻塞性肺疾病禁用

问题解答 患有Ⅱ、Ⅲ度房室传导阻滞的青光眼患者不应使用含β受体拮抗剂类降眼压药物：马来酸噻吗洛尔滴眼液、盐酸卡替洛

尔滴眼液、盐酸倍他洛尔滴眼液、盐酸左布诺洛尔滴眼液和复方制剂拉坦噻吗滴眼液。

-------------------------------- 资料来源 --------------------------------

[1] 陈祖基. 眼科临床药理学[M]. 北京：化学工业出版社，2011：266.

咨询问题48 **梁先生前两天眼睛胀痛，就诊后被诊断为青光眼，梁先生想了解有哪些药青光眼患者不能使用。**

知识类型 用药禁忌

知识链接 青光眼是指眼压间断或持续升高，超过了眼睛所能耐受的最高水平，以致造成视神经损伤为主要特征的一组眼病，主要分为开角型和闭角型。青光眼作为一种终身性疾病，青光眼患者需要长期用药控制眼压。临床上发现有些药物能升高眼压，干扰青光眼患者的正常治疗，故在合并用药时须引起高度重视。

1. 闭角型青光眼　原发性闭角型青光眼患者眼压升高的原因是眼内房水排出的通道非常狭窄，甚至闭塞。某些药物能使房角狭窄加重，导致房水引流困难而导致眼压升高，病情加剧，故青光眼患者应忌用，这类药物包括：

（1）抗胆碱药：阿托品、山莨菪碱、东莨菪碱、贝那替嗪(胃复康)、溴甲胺太林(溴本辛)、后马托品、优卡托品、溴丙胺太林(普鲁本辛)、哌仑西平、琥珀胆碱、异丙托溴铵、甲溴阿托品(胃疡平,胃乐平)等抗胆碱药能升高眼压,加重青光眼患者病情,应忌用。

(2)抗组胺药:盐酸苯海拉明、异丙嗪、氯苯那敏(扑尔敏)、赛庚啶、布可立嗪、美克洛嗪、苯茚胺等抗组胺药也有一定的抗胆碱作用,能升高眼压,加重青光眼患者病情,应忌用。

(3)抗震颤麻痹药:苯海索(安坦)、丙环定(开马君、卡马特灵)、甲磺酸苯扎托品(苄托品)、比哌立登(安克痉)、金刚烷胺(金刚胺)等药物也有中枢抗胆碱作用,应忌用。

(4)扩血管药:硝酸甘油、硝酸异山梨酯(消心痛)、戊四硝酯(硝酸戊四醇酯)、丁四硝酯、二硝酸异山梨酯、单硝酸异山香酯、吗多明(脉导敏,吗斯酮胺)、尼可地尔片、地芬尼多、环扁桃酯(海可散)、尼卡地平等扩血管药能扩张眼血管,升高眼压,易引起眼出血,应忌用。

(5)安定类药:安定类药包括安定及其衍生物硝西泮(硝基安定)、艾司唑仑(舒乐安定)等,这类药同时具有肌肉松弛作用,会加重前房角狭窄,甚至闭塞,应禁用或慎用。

(6)中药:某些中药,如含颠茄类生物碱的颠茄、洋金花、天仙子、闹羊花、热参(华山参)、曼陀罗及其制剂热参片、止喘灵注射液、颠茄酊(片)、心宝、冠脉苏等,夏天无及其制剂夏天无片(眼药水)等有抗胆碱作用,能升高眼压,加重青光眼患者病情,应忌用。

2. 原发性开角型青光眼　原发性开角型青光眼眼压升高的原因是因为房角开放的情况下,通透性差,不能流畅地排出房水,造成眼压不稳定,时高时低。有些所谓"正常眼压性青光眼"患者也属于此类。一些能减少房水排出通透性的药物,就会使眼压升高,造成病情加重,此类青光眼患者应忌用。如皮质激素类如可的松、泼尼松(强的松)、地塞米松、泼尼松龙(氢化泼尼松)眼药水及含此类成分的眼药水等,若长期使用极容易使眼压失控。长期口服皮质激素类药,同样会引起眼压升高。故原发性开角型青光眼患者用此类药应注意。

问题解答　若患者为闭角型青光眼,应禁用抗胆碱药、抗组胺药、抗震颤麻痹药、扩血管药、安定类药,具有抗胆碱作用的中药;若患者为开角型青光眼,在使用皮质激素类药时应予以注意,并常测眼压。同时建议有全身疾病需要长期口服上述药物的患者,在被诊断青光眼时要告诉医生正在服用的药物,以便眼科医生评估患者眼压状态。

-------------- 资料来源 --------------

[1] 吴玲玲. 青光眼患者别用这些药[J]. 中国医药指南,2008,（11）: 68-69.

[2] 唐仕波,唐细兰. 眼科药物治疗学[M]. 北京: 人民卫生出版社,2010: 483-502.

七、药物保存问题

咨询问题49 沈女士,在窗口取小牛血去蛋白提取物眼用凝胶时发现药盒很凉,想起原来取过的这种药从来没有放进过冰箱,询问这药的保存方法,上一次开的药是否还可以继续用?

知识类型 药物保存+药理作用

知识链接 小牛血去蛋白提取物眼用凝胶主要含多种游离氨基酸、低分子肽和寡糖,具有一定的生物活性,能促进眼部组织及细胞对葡萄糖和氧的摄取与利用,可促进细胞能量代谢,从而改善组织营养,刺激细胞再生和加速组织修复,并能使过度增生的肉芽组织蜕变,胶原组织重组,减少或避免瘢痕形成。为保证其生物活性及治疗效果,应尽量避免将本品置于高温环境,并于打开后1周用完。

问题解答 小牛血去蛋白提取物眼用凝胶主要成分是游离氨基酸、低分子肽和寡糖,为保证药物的生物活性,不能将药品置于高温处,应放于凉暗处(不超过20℃),在开封前可以一直保存至包装标示的有效期前,开封后应在1周内用完。

-------------------------------- 资料来源 --------------------------------

[1] 小牛血去蛋白提取物眼用凝胶药品说明书.生产企业：沈阳兴齐眼药股份有限公司，商品名：素高捷，修改日期：2012年2月22日.

[2] 唐仕波,唐细兰.眼科药物治疗学[M].北京：人民卫生出版社,2010：119.

咨询问题50 郭女士两个月前因结膜炎开了一瓶妥布霉素滴眼液，症状消失后就停药了，前两天结膜炎复发，想继续用之前开的滴眼液，但又怕药品变质，咨询之前开的妥布霉素滴眼液还能用么？

知识类型 药物保存

知识链接 滴眼剂系指由药物与适宜辅料制成的无菌水性或油性澄明溶液、混悬液或乳状液，供滴入的眼用液体制剂，也可将药物以粉末、颗粒、块状或片状形式包装，另备溶剂，在临用前配制成溶液或混悬液。眼膏剂系指由药物与适宜基质均匀混合，制成无菌溶液型或混悬型的眼用半固体制剂。眼用凝胶剂系指由药物与适宜辅料制成无菌凝胶状的眼用半固体制剂。其黏度大，易与泪液混合。滴眼剂可以加入调节渗透压、pH、黏度以及增加药物溶解度和制剂稳定的辅料，并可加适宜浓度的抑菌剂和抗氧剂,所用辅料不应降低药效或产生局部刺激。美国药典规定,除另有规定或制剂本身有抑菌作用,眼膏剂必须含有一种或多种防腐剂,以防止其在启用后被微生物污染。眼用制剂为无菌制剂,尤其对于多剂量包装的眼用制剂,开封使用后,应及时盖住出液口,缩短其与外界接触的时间,尽量减少染菌的机会。

另外,眼用制剂在pH、渗透压、黏度方面的要求,也应尽量减少暴露在阳光、空气中,避免制剂的pH、渗透压及其他方面的性质发生变化,以保证其各种性质的稳定。

综合上述原因,为避免引起严重影响治疗效果,甚至引发新的疾病,眼用制剂开封后的使用时限不能过长。

《中国药典》(2015年版)规定:眼用制剂,除另有规定外,在启用后最多可使用4周。

对于个别眼用制剂,或由于给药装置的原因,或药物本身性质的原因,开封后使用期限会有不同。如玻璃酸钠滴眼液(海露)由于给药装置特殊,开封后可使用12周;小牛血去蛋白提取物沿用凝胶,由于药物性质原因,开封后只能使用1周;环孢素滴眼液应在开封后2周内用完。对于单剂量包装的滴眼液,每次使用时,现用现拆包装,用后即弃。

问题解答 除非药品有特殊规定,在规定保存条件下,对于多剂量包装的眼用制剂,一般眼用制剂开封后可保存4周,超过4周就不能再用了。对于单剂量包装的眼用制剂,每次用后,单剂量包装开后即弃,不能重复使用。

------- 资料来源 -------

[1] 凌沛学. 眼科药物与制剂学[M]. 北京:中国轻工业出版社,2010:308-313.

[2] 国家药典委员会. 中华人民共和国药典[S]. 四部. 北京:中国医药科技出版社,2015:8-9.

12检